우리가 몰랐던
암 치료하는 면역 습관

우리가 몰랐던

암 치료하는 면역 습관

기준성 · 모리시타 게이이치 지음

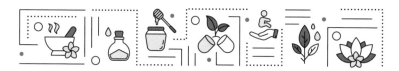

암 두렵지 않다

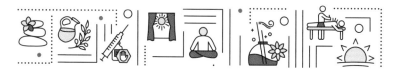

중앙생활사

병은 스스로 고칠 수 있다

미국의 암 대책비용은 연간 50억 달러에 이르며, 일본에 있어서도 암 연구과제에 관한 비용은 해마다 30억 엔을 웃돌고 있다. 일본에서는 "미국과 견주어 턱도 안 되니까 암에 관한 대책을 못 세우게 된다"는 소리가 있기도 하지만, 문제는 돈의 많고 적음에 있는 것이 아니다. 지금까지와 같은 자세로 지금까지와 같은 방법을 계속하는 한, 그 비용이 설사 30억 엔에서 30조 엔으로 뛰어오른다 해도 암환자는 여전히 늘어나게 될 것이다.

현재 암은 식생활의 서구화와 더불어 위암보다도 더 고약한 폐암, 췌장암, 간암으로 방향을 바꾸기 시작했다. 위암만을 놓고 볼 때 그것이 마치 정복되고 있는 것처럼 보이지만, 시야를 더 넓게 잡고 관찰한다면 지금 일어나고 있는 변화는 결코 바람직한 것이 아니라는 사실을 알게 될 것이다.

수세기 동안 지구상에는 갖가지 병이 만연했다. 14세기의 한센병, 15세기의 페스트, 16세기의 매독, 17~18세기의 천연두, 19세기의 성홍열(猩紅熱)과 폐결핵 등이 그 대표적인 것들이다. 그러나 그 병들은 지금에 와서는 벌써 골동품처럼 여겨지고 있다.

그러면 과연 무엇이 그 병들을 과거의 것으로 만들었을까. 의학인가? 아니다. 그럼 약인가? 그 또한 아니다. 의학이나 약제가 그것들을 진압한 것은 아니었다. 한때 맹위를 떨쳐 수십만, 수백만 명이라는 희생자를 낸 다음 그 병들은 제풀에 꺼져 없어져 버렸다고 함이 정확한 표현일 것이다.

왜냐하면 본디 인간의 체질이란 것은 유동적인 것이고, 동시에 역사와 더불어 부단히 변화하는 것이기 때문이다. 두말할 것도 없이 그 시대의 생활양식이나 식생활의 내용이 체질을 변화시키게 되므로 그 체질에 깃들이는 병 또한 자연히 변화하게 마련이다. 그렇기 때문에 새로운 병이 등장했다가는 자연소멸(自然消滅)되어 가는 것이다.

어느 시대를 막론하고 그 시대의 정통의학은 그 시대의 역병(疫病)에 대해 거의 무력했었다. 현재 해마다 1,000만 명 이상의 목숨을 빼앗아 가고 있는 '금세기의 암'도 역사적으로 살펴볼 때는 그러한 병의 하나일 뿐이다.

그것은 현대의학, 생물학, 영양학 등의 잘못된 지식이 인간을 암에 걸리기 쉬운 체질로 만들어 버린 결과이다. 그러므로 그 잘못을 알고 생활조건이나 음식물을 바꾸어서 체질 개선을 꾀하는 것 이외에 근본적인 대책은 없는 것이다.

그동안 나는 현재의 암에 대한 정의나 암의 개념이 잘못되어 있다는 것에 대하여 의학적인 입장에서 수시로 지적하여 왔다. 그 사람의 약점(위크 포인트, weak point)에 생기는 암종(癌腫)은 혈액의 혼탁에 대한 하나의 적응반응으로서의 조직증식이며, 그 주된 생리기능은 혈액의 혼탁을 없애기 위한 '정혈장치'라고 보아진다.

이런 견지에서 볼 때 암종의 존재는 오히려 감사해야 할 것이지 결코 공포의 대상으로 생각되는 것은 아니다. 다시 말해서 '무병단명(無病短命), 일병식재(一病息災)'라 하여 병이나 그 증상을 선으로 보는 동양의학적인 태도도 반드시 알아둘 필요가 있는 것이다.

무슨 병이나 다 그렇지만 의사나 약품이 병을 고쳐주는 것은 아니다. 스스로 만든 병을 진실로 고칠 수 있는 것은 '스스로의 자연치유력'뿐이다. 그러므로 참다운 의사라면 그 자연치유력을 보강하기 위한 구체적 방법을 가르쳐 줄 것이다. 또 참다운 약(바른 음식물이나 초근목피 같은 식물성이 주성분인 한방약)이란 이 자연치유력에 눈뜨게 하거나 부활시키거나 하는 것일 뿐이다. 어쨌거나 다만 그것뿐이고 결국은 자기 자신이 해결하지 않으면 안 될 문제인 것이다.

이 책에서는 암에 대한 새로운 관점을 제시하면서 불행히도 암에 걸렸을 경우의 일반적 치료원칙에 대해서도 언급하였다. 암은 개성이 풍부한 병이라서 그 치료법도 개인의 상황에 따라 적절히 지시되지 않으면 안 되는 것이다.

차례

PART 6

자연요법으로 암을 고친 사람들

PART 1

왜 병이 증가해 왔나

생활조건·영양관·화학물질의 공해화

기계문명이 장족의 진보를 이루고, 또 실제로 우리의 생활이 편리하게 되었다 해도 정말로 '인류는 행복해졌다'면서 거리낌 없이 기뻐할 수 있을 것인가. 아니, 무엇보다 먼저 우리는 건강해져 있는 것인가.

혈관·심장병, 신경통, 류머티즘, 정신병, 알레르기성 질환, 거기에 암 따위의 이른바 문명병이 급격히 증가하고 있는 것이 현실이다. 대자연에서 멀어지면서 인류의 두뇌의 산물인 문명의 혜택(?)을 받음에 따라 인간은 편해진 반면에 차츰 병약해져 갔다.

이렇게 볼 때, 현대의 인간생활이 썩 윤택해진 것이라고는 말하기 어렵게 된다. 기계문명은 우리에게 행복을 가져다주는 파랑새를 멀리 쫓아내어 버린 것이나 다름없다고 할 수 있다.

그러면 이들 병의 정체는 과연 무엇인가. 왜 이것들을 고치지 못한다는 것인가. 이에 대해 말하기 전에 먼저 "병을 선(善)이라 생각할 것인가, 아니면 악(惡)이라 생각할 것인가" 하는 자연철학적인 명제에 대해 깊이 고찰해 볼 필요가 있다.

현대의학은 병을 '악'으로 규정짓고 있다. 그 까닭은, 병의 원인을 체외의 인자나 조건에서 구하고 있기 때문이다. 그 본체인 몸은 선인데, 익인 바이러스나 박테리아 같은 병원체가 체외에서 끼어들어 병통을 일으키는 것이라고 생각하는 것이다.

몸과 병을 각각 따로 생각하면서 양자를 별개의 것인 양 여기고 있는 것이다. 다시 말하면 이원론이다. 이러한 이원적인 사고방식은 필연적으로 바이러스나 박테리아 같은 악마를 없애기 위한 약을 만들게 했고, 또 나쁜 것은 떼어 없앤다는 외과수술을 낳았다.

이와 같이 사물을 '선이냐, 악이냐' 또는 '백이냐, 흑이냐' 하고 명백히 떼어 생각하는 것이 서양적인 사고방식(배중률)인 것이다. 그러나 사실은 여기에 중대한 문제가 도사리고 있다. 자연현상을 배중률로 규정지을 수는 없는 일이기 때문이다.

한편 병을 '선'이라 보는 것이 동양적인 사고방식이다. 즉, 병이라는 것은 그 사람의 생활에 잘못됨이 있고 그 때문에 몸의 조화를 깨뜨린 상태라고 이해하는 입장이므로, 특별히 병원체 같은 것을 설정할 필요는 없게 된다. 병이란 병을 일으킨 장본인의 몸 안에 책임이 있는 것이니, 그 자신의 생명력으로 고치지 않으면 안된다는 것이다.

예를 들어 감기가 들어서 열이 나게 되는 경우 서양의학에서는 '그건 좋지 않은 현상이다' 하여 해열제를 쓰게 되고, 또 설사를 하게 되면 무리하게 그것을 멎게 하려고 한다. 그러나 그와 같은 현상 자체가 나쁜 것은 아니다. 그럴 만한 이유가 있어서 열이 나고 설사가 나고 하는 것이기 때문이다.

다시 말해서 발열은 몸 밖으로 배설해야 할 노폐물이 일정한 한계를 넘어서 몸 안에 축적될 때 응급적인 연소과정을 진행하기 위해서 나타나는 현상이다. 또 이 경우의 열은 몸 안의 신진대사를 촉진해서 자연치유력을 높이는 작용을 하기 위한 것이다. 그리고 설사는 몸 안의 불필요한 것을 내보내려고 하는 작용이니까 자연히 멎기를 기다리는 편이 좋다.

병이나 증상을 선이라 보는 가운데, 일단 그것을 긍정하는 것이 동양의학적인 입장이다. 따라서 병의 치료는 생활조건의 잘못을 고치는 것, 즉 양생(養生)이라는 것으로 된다. 일상생활을 조심하여 병에 걸리는 것을 예방하거나, 또는 기초체력을 강화시킴으로써 병을 자연히 물리친다고 하는 온건한 방법을 생각하게 된다. 화학약제나 방사선, 또는 수술로써 "병을 일으킨 악마와 대항한다"고 하는 서양의학과는 그 마음으로서의 자세부터가 전혀 다른 것이다.

'일취월장하는 의학'이라고 일컬어지는데도 병의 종류와 환자의 수가 늘어나는 것도 현대의학의 기본적인 사고방식 속에 병을 악으로 본다는 전제조건이 있기 때문이다. 이렇게 될 때 정말로 병을 고칠 수는 없는 일이다. 또 병에 안 걸리는 체질로 개선시킬 수도 없는 일이다.

병은 그 사람 자신이 만들어 놓은 것이니까 그 치료대책은 먼저 생활조건을 반성하는 것, 즉 양생하는 것뿐이다. 그러므로 이와 같은 동양적인 사고방식으로 되돌아서는 일이 무엇보다도 중요한 것이다.

오늘날 질병과 환자가 갈수록 늘어나고 있는 원인을 크게 세 가지로 나누어 살펴볼 수 있다.

첫째는 우리의 생활조건이 아주 악화되어 있다고 하는 사실이다. 현대 기계문명이 대단히 발달해 있기 때문에 사실상 동물이고 식물이고 건강을 유지하기가 어렵게 되어 있는 실정이다. 편리함만을 추구하는 기계문명은 자연의 조화나 질서를 파괴하는 가운데 대자연의 산물인 우리의 생존까지 위협하고 있는 것이다.

둘째는 영양관이 혼란되어 있다는 것이다. 현대의 영양학이 말하고 있는 사항 중에는 여러 가지 잘못된 곳이 많다. 아니, 그보다도 그 대부분이 잘못되어 있다고 해도 과언이 아니다. 그 잘못된 영양관 때문에 건강을 해치거나 병에 걸리는 사람도 적지 않다.

셋째는 화학물질이나 항생물질의 공해화라는 사실을 들 수 있다. 공해라고 하면 배기가스나 매연뿐만이 아니라 화학약물에 의한 것도 포함된다. 약이라는 것은 본래 초근목피와 광석 같은 자연물이 아니면 안 되는 것인데, 오늘날에 쓰이고 있는 것은 거의가 화학약품인 실정이다. 게다가 이들은 비단 약뿐만 아니라 식품첨가물로서 식품 속에 들어가게 되어, 그로 인해 '식품공해'라는 말이 신문지상을 장식하게까지 된 것이다.

이상에서 둘째, 셋째 내용에 대해서는 나의 저서들《건강과 미용의 식생활》,《태어난 다음에는 이미 늦다》,《잃어가는 생명》 등을 읽어 보기 바라며, 여기에서는 첫 번째의 문제에 대해서만 생각해 보고자 한다.

지금 우리의 생활조건, 즉 광의의 영양조건은 대단히 악화되어 있다. 영양이란 그릇에 담긴 음식물만을 말하는 것이 아니다. 대기도, 물도, 태양에너지도 생명의 양식이 된다. 우리를 둘러싸고 있는 땅(대지), 물, 불, 바람 같은 생활조건 모두가 영양조건이 되는 것이다.

그런데 그 하나하나의 생리가 지금 아주 혼란되어 가고 있다. 이를테면 대지에는 대지 나름의 생리가 있어서 토양은 어김없이 살아 있는 것이다. 토양에는 산성·알칼리성 체질의 구별이 있고, 호흡을 하며 그 체온을 지니고 있다. 그 생리가 혼란되면서 토양은 쇠약해지기 시작했다. 그 하나의 이유는 농약 때문이다.

현재 미국이나 일본, 그 밖의 나라에서 생산되는 농약의 양은 막대한 것으로, 지금 지구에 살고 있는 수십억의 인간이 몇 번 되살아난다 해도 그걸 다 먹고 죽지 못할 만한 것이다. 이러한 농약이 대량 사용됨에 따라 토양은 척박해지고 농작물의 질은 저하되어 가기만 한다. 그러니까 농약을 쓴다는 것은 나라를 망치는 적극적 조건이 된다고 할 수 있다.

농약이 해충만을 죽이는 선택적 작용을 하는 것이 아니므로 당연히 농약을 쓴 인간에게도 해는 미치게 된다. 그것은 이른바 '농부병'에 잘 나타나고 있다. 또 그 독소는 음식을 통해 직접 혹은 간접적으로 우리 체내에 들어와 있다.

이처럼 농약은 모르는 사이에 우리 체내로 들어와 뜻밖의 장애를 일으킨다. 이 농약과 함께 주의하지 않으면 안 될 것이 중성세제다. 중성세제는 혈액독이자 간장독이다. 혈액을 녹이고 간장에 장애를 주는 유해물인데다가 침투성이 강하기까지 하므로 각별히 조심하지 않으면 안 된다.

야채의 농약을 씻어 내리는 데는 중성세제가 가장 효과적인 것이긴 하나, 그 대신 세제의 독성분이 야채 속으로 스며드는 것이니, 결국은 농약의 독과 세제의 독을 바꾸어 놓은 꼴이 되는 것이다. 그 세제가 일부지역에서는 수돗물 속에 스며들기도 하고 있는 판이니, 앞으로 크게 경계하지 않으면 안 될 것이다.

또 대도시나 공업도시의 공기는 대단히 혼탁해져 가고 있다. 이제 대기오염은 공해로서 사회문제화되고 있다. 최근 2, 3년 사이에 도쿄 우에노동물원의 동물들이 해마다 적어도 수십 마리씩은 폐암을 비롯한 그 밖의 암으로 죽어가고 있는 것도, 따지고 보면 이 대기오염의 영향으로 보인다. 물론 대기오염은 인체에 대해서도 똑같은 영향을 미치고 있다. 더구나 큰 건물 사이에서 생활하고 있는 사람들은 스스로의 피부를 통해서 태양에너지를 흡수하지 못하고 있는 형편이기도 하다.

지금까지 말한 바와 같이 우리를 둘러싸고 있는 광의의 영양조건이 모두 이상하게 되어 버린 판이니, 생물이 건강하게 살아가고자 하는 것 자체가 아주 어렵게 되어 있다. 그리고 우리의 광의의 영양조건, 즉 생활조건의 악화라고 하는 중대한 문제를 거의 고려함이 없이 병의 원인을 다른 곳(이를테면 병원체)에서 구하고 있기 때문에 병은 줄어들지 않는 것이다.

영양조건이나 생활조건이 혼란된 인간사회에서 생존하는 것은, 인간뿐만 아니라 동·식물들도 모두 건강하지 못하게 한다. 예컨대 닭이 백혈병을 앓게 되고, 소가 결핵에 걸리며, 돼지가 콜레라에 걸리고, 하마가 당뇨병으로 신음하며, 기린이 위궤양으로 쓰러지고, 원숭이는 암으로 죽는다는 식이다.

지금 인간사회에 살고 있는 동물들이 인간과 똑같은 병으로 고통을 받고, 더구나 체형과 병의 관련성이 인간의 경우와 너무도 비슷하다고 하는 사실은 시사하는 바가 크다. 같은 조건 아래서 생활하고 있는 동지끼리이니까 '이들 동물이 왜 갖가지 병에 걸리는가' 하는 그 원인을 찾아보면 인간의 문명병의 원인 또한 반드시 구명될 것이나.

아프게 되는 이유

• 주의해야 할 삼백(三白) 식품 •

동물뿐 아니라 식물, 농작물도 인간사회 속에서 재배되고 있기 때문에 그 질은 점점 저하되어 가고 있다.

쌀을 예로 들면, 지금의 쌀이나 수천 년 전의 쌀이나 그 형태에 변화는 없지만 질이나 내포되어 있는 생명력은 전혀 다르다. 수천 년 전에 재배된 쌀은 지금과 같은 화학농법에 의한 쌀보다 모르면 몰라도 몇십 배, 몇백 배의 생명력과 에너지를 지녔을 것이다. 이것은 다른 농작물에 대해서도 똑같이 말할 수가 있다.

그런데다가 더 문제가 되는 것은 주식이 배아가 안 달린 백미로 되어 버렸다는 점이다. 쌀에는 다음 세대로 이어질 거점, 즉 배아가 달려 있다. 배아에 쌀의 생명이 깃들어 있는 것인데, 그 가장 중요한 부분이 버려진 백미를 먹게 되면서 현대인의 체질은 급속하게 연약해져 버렸다.

더욱이 백미에는 리졸레시틴이라고 하는 발암촉진물질이 들어 있는데, 배아에는 이를 억제하는 항암인자가 포함되어 있을 뿐만 아니라 농약이나 방사능 같은 발암인자를 해독·배제하는 킬레이트 물질까지 포함되어 있다. 이렇게 먹지 않으면 안 될 중요한 배아를 버리고 불필요하고도 해로운 것을 먹게 되니 전 국민이 모두 '반건강(半建康)'인 상태가 되는 것은 당연한 얘기 아니겠는가.

최근 들어 암이 급속히 늘어나고 있다. 서구에서는 지나치게 육식을 하는 것이 원인인데 비해, 일본에서는 빈 강정 같은 쌀, 즉 백미를 많이 먹는 것을 그 원인으로 보고 있다.

식품 선택에 있어서의 잘못이라는 것과 관련하여 세 가지의 백색식품의 해에 대하여 간단하게나마 설명을 해보겠다.

그 하나는 지금까지 말해온 '백미'이고, 다음이 '백설탕'이다. 현재 백설탕의 소비량은 다른 문명국에 비해 급격하게 증가하고 있다. 그런데 백설탕은 알고 보면 대단한 괴물이다. 왜냐하면 백설탕은 몸의 조직세포를 이완시키는 작용을 하면서 체내의 여러 장기조직(이를테면 뼈나 이빨 같은 단단한 조직까지도)을 마구 잠식해 버리기 때문이다.

그렇기 때문에 단것을 좋아하는 사람의 체질이 약한 것이다. 또 언제나 위장의 컨디션이 좋지 않고 감기에 잘 걸리며 피로가 금방 오는데, 이는 체세포가 이완되어 있기 때문이다. 최근 들어 부쩍 늘어나고 있는 기형아는 살리드마이드를 비롯한 화학물질만으로 생기는 것은 아니다. 백설탕도 그 유력한 원인이 된다고 생각하여도 무방할 것이다.

알레르기 체질이나 선병질(腺病質, 피부샘병 경향이 있는 약한 체질) 같은 것도 대부분은 백설탕(백설탕이 들어간 과자나 요리)을 비롯해 우유, 달걀을 너무 섭취한 것이 원인으로 밝혀졌다. 이처럼 백설탕은 인간의 몸을 약골로 만들어 버리는 극히 해로운 것이다.

남은 하나가 '화학조미료'이다. 화학물질은 원칙적으로 자연물인 우리의 체내에 들어와서는 안 된다. 모든 화학물질은 이물질이어서 크건 작건 간에 부작용을 나타내기 때문이다. 화학조미료에는 화학물질로서의 부작용이 있다. 그것은 두뇌를 약화시키는 작용을 한다. 그러니 "화학조미료는 머리를 좋게 한다"고 하는 것은 거짓말치고는 지나친 셈이다.

화학조미료가 두뇌 강화에 효과가 있다고 잘못 믿은 주부가 임신기간 동안 그것을 많이 애용했더니 태어난 아기가 완전한 백치더라고 하는 분명한 사실도 있다. 이런 예는 알려지지 못하고 있는 것까지 찾아보면 전국적으로 볼 때 결코 적지 않을 것이다.

백미, 백설탕, 화학조미료 이 세 가지 백색식품에 동물성 단백질식품(육류)을 첨가하면 현대인의 평균적 식생활이 될 것이다. 그러나 이 '평균적 식생활'이 건강에 아주 해로워서 혈액을 산독화(酸毒化, 혈액의 산성화)하고 체질이 저하하며 두뇌를 약화시키고, 마침내 병으로 몰고 가는 조건이 되는 것이니 놀라울 수밖에 없다.

백미건, 백설탕이건, 화학조미료건 건강상으로는 결코 바람직스럽지 못한 것들이 오늘날 일반가정의 구석구석까지 침투하고 말았다. 그리하여 이것들이 전혀 무비판적으로 애용되고 있기 때문에 나라의 의료비가 천정부지로 뛰어오르는 것도 지극히 당연한 것이리라.

바이러스나 박테리아만이 병의 원인이 되는 것은 아니다. 오히려 문제가 되는 것은 날마다 식탁 위에 펼쳐지는 하얀 악마이며 가공할 미식이다. 이것이 반복되는 일이야말로 수많은 병의 진짜 원인이다.

이 따위 잘못된 음식을 계속 먹어대도, 젊은 동안에는 몸이 무리를 해서라도 조정을 해주니까 외견상 건강할 수도 있다. 그러나 나이를 먹게 되면, 이 속임수가 통하지 않게 되면서 그동안 쌓인 폐해들이 표면화되는 것이다.

현대사회에 들어서면서 암을 비롯한 갖가지 문명병, 성인병이 젊은층에서도 많이 발생하고 있다. 그 이유를 다음과 같이 우리의 생활이 지나치게 부자연스러워진 것에서 찾을 수 있다.

❶ 너무 부자연스러운 생활조건 : 우리를 둘러싸고 있는 대지, 물, 불, 바람 같은 생활조건이 기계문명과 자본주의 경제의 포주(업자가 이익을 위해서라면 무슨 짓도 한다!)에 의해 조화를 잃어가고 있다. 그 때문에 인간 사회에서 생활하는 생물(인간·동물·식물)은 하나같이 생명력을 잃어가고 있다. 이 점에 대해서는 졸저《잃어가는 생명》에서 상술한 바 있다.

❷ 부자연스런 영양개념 : 육류·우유·달걀·백설탕을 영양식품이라고 보는 현대 영양학이 현대인의 체질을 약화시키면서 환자를 대량 생산하는 데 일익을 맡고 있다. 사람의 체질은 곡식·채식에 알맞게 되어 있다는 인식에서 출발하여, 또 우리가 제창하고 있는 새로운 영양개념을 설정하지 않는다면 참다운 건강체가 될 수 없다. 이 점에 대해서는 졸저《건강과 미용의 식생활》, 《태어난 다음에는 이미 늦다》 등을 참고하기 바란다.

❸ 부자연스런 화학물질의 공해화 : 화학물질이 멋대로 합성·생산되고, 또 그것들이 무분별하게 사용되면서 결국은 우리의 건강과 생명을 위협하기에 이르렀다. 식품첨가물, 농약, 화학비료, 화학세제, 항생물질 및 다른 약제들이 그것이다. 공해란 매연이나 배기가스에만 한정되는 것이 아니다. 그보다 일반적으로 악이라고 인식되어 있지 않은 이러한 화학물질의 공해 쪽이 더 문제인 것이다.

• 육식 생활과 광우병 •

흔히 치매증, 크로이츠펠트 야콥병(CJD)의 관련으로 지적되고 있는 광우병은 뇌수의 해면상화(海綿狀化 : 스펀지모양으로 변화되는 것)로 죽는 병인데, 1986년 영국에서 처음 발견되었다. 그 후에 광우병 발생지역으로 지정되어 식육, 가공식품 및 의약품의 수입금지, 수십만 마리 소의 소각처분이 있었으나 여전히 발병이 끊이지 않고 있다.

이 광우병의 핵심은 동물 식성(食性)의 무시에 있다. 즉, 초식동물인 소에게 쇠고기나 양고기를 먹인다는 우를 범한 것이다. "육식이 동물의 건강을 조성한다"라는 현대 영양학의 오류와 그것에 토대를 둔 관계자의 악랄한 이윤추구가 그 원인인 것이다.

40년 전부터 나는 우유, 육식의 해로움에 대해서 주장을 계속해 왔으며, 1994년 국제심포지엄에서 기능의학(機能醫學)의 관점에서 쇠고기나 돼지고기가 인체의 뇌, 신경계에는 손실을 주는 기능적 식품이라는 것을 지적하였다. 슬픈 일이지만 이러한 형태로나의 이론이 옳았다는 것이 증명되어버린 것이다.

일찍이 인간은 인육을 먹는 것이 가장 이상적인 상태라고 그야말로 득의양양하게 주장한 유명한 학자가 있었다. 현대 영양학의 기본적인 사고방식인 '양질의 단백질론', 즉 "인간의 몸을 구성하고 있는 단백질에 있어서는, 인간과 더욱 가까운 관계에 있는 동물의 단백질일수록 이용효율이 높다"는 생각을 극한까지 발전시킨 사고방식인 것이다. 그러나 실제에 있어서는 그러한 일이란 절대 있을 수가 없다. 광우병 소동이 이 사실을 증명하고 있지 않은가.

"인간이 인간을 먹으면 어떠한 결과가 나올 것인가" 하는 것은 그렇게 어려운 문제는 아니다. 이미 쿠루병의 존재가 그 답을 분명하게 가르쳐주고 있다. 가이듀섹 박사는 1950년대에 파푸아뉴기니 동부의 산간 지대를 여러 번 방문하여 그 지역의 원주민인 식인습관을 갖는 부족에게서 다발하는 '진행성 파킨스병 비슷한 질환'에 관해서 상세하게 조사하고, 뇌에 알츠하이머와 비슷한 병의 변화를 발견하였다.

그러면 광우병에 대해서 좀더 자세히 설명해 보겠다. 광우병은 전반적으로 볼 때 '소의 몸동작이 어색해지고, 성격은 광폭해지며, 다음 동작으로 옮길 때 자주 발이 꼬여서 넘어져버린다. 이어서 몸은 뒤집어지고 사지를 공중에서 펄떡거리고 나서는 움직이지 않는다'는 증상을 보인다.

이 병의 원인 규명을 시도한 결과, 서구의 축산업계에 있어서 실로 놀라운 실태가 밝혀졌다. 광우병을 야기하는 가장 큰 원인이 된 물질은, 축산처리가공공장인 낙카스, 야트에서 대량 생산되는

'동물성 단백질이 든 배합사료' 중에 존재하고 있었다.

목장이나 도살장, 푸줏간 등에서 긁어모아진 각종 가축들(폐사 또는 어떤 이유로 인해서 개체 전체가 폐기된 것, 또는 내장이나 이용에 적합지 않는 신체부분)의 방대한 수량의 시체를 기계로 분쇄하여 그것을 고온증기로 가열하는 따위 소정의 프로그램에 의한 처리를 가하여 동물성 단백질 함유 사료가 만들어지고 있었던 것이다.

초식동물인 소나 염소 같은 가축에게 그들 본래의 식성인 '초식성(草食性)'을 크게 벗어난 육류를 투여함으로써 소에게는 '소해면상뇌병증(BSE)', 염소에게는 '스크래피(실체는 염소 스펀지뇌증)'를 초래한 것이다. 인간에게 일어나고 있는 크로이츠펠트 야콥병(CJD)도 이와 다르지 않다. 뇌에 만성퇴행성의 병이 나게 된 것 바로 그것이다.

최근에 나의 견해와 같은 연구보고가 마이켈 박사, 스콜 박사 등에 의해서 〈미국과학학회회보〉에 게재되었다. 그것은 "광우병의 병원체 프리온에 의해서 인체에도 그 병이 일어날 수 있다는 것은 결정적이다"라는 연구보고인 것이다.

그 논문의 골자는 "광우병에 걸린 소에서 유래하는 프리온, 그리고 신종 크로이츠펠트 야콥병 환자에서 유래하는 프리온 두 가지 다 실험에 사용한 모든 생쥐에서 250일을 경과한 후 한 마리의 예외도 없이 뇌조직에 전적으로 동일한 병리 현상을 일으키는 데에 성공하였다"는 것이다.

거기에서 "광우병에 걸린 쇠고기를 먹은 많은 사람들이 신종 크로이츠펠트 야콥병에 걸릴 가능성이 있다. 저간의 인과관계를 진지하게 고려한 후에 충분한 주의를 해야 한다"라는 메시지를 보내고 있는 것이다.

이 광우병의 병원체의 정체인 '프리온'은 바이러스보다 더 작은 것으로, 1분에 40만 번 회전하는 원심분리기를 사용하는 침전 방법을 사용해도 분리시킬 수 없을 정도로 극히 작은 것이다. 성분 조직으로는 바이러스가 보유하는 핵산조차도 가지고 있지 않다.

또한 세균(박테리아)이 아니기 때문에 일반적으로 시행되는 소정의 소독법의 방법도 전혀 효과가 없다. 30분간 훈증소독이라든지, 포르말린이나 클로로포름 등을 사용한 소독 따위의 조치에 대해서 전혀 영향을 받지 않고 손상 없이 존재할 수 있는 '단백체'인 것이다.

이 세상에서 최고로 무서운 암살자 프리온이 들어간 소, 돼지, 닭에 먹이는 배합사료가 전세계에, 더욱이 일본의 축산업계에 대량 수입되고 있는 실정이라서 그 나쁜 병균이 이미 가축의 체내에 널리 잠입해버렸기 때문에 육식을 하는 인간에의 감염은 이미 피할 수 없는 일이 되어버린 것이다.

거기에다 잠복기간이 길어서 10년 이상이 경과한 다음 비로소 발병하여 표면화한다. 그러므로 인간 스펀지뇌증도 소, 염소 등의 스펀지뇌증과 마찬가지로 발병 후 수개월이면 필연코 죽음에 다다른다. 이미 어떠한 방법으로도 손쓸 수 없게 되어버린 것이다.

먹는 육고기는 현대에는 거의 전부가 병원성 단백체인 프리온에 의해서 오염될 가능성이 크다.

한편 돼지의 병, 구제역(口蹄疫)도 요즘 화제가 되고 있는데 소처럼 소각 처분을 한다는 것이다. 구제역이란 소, 염소, 산양, 돼지 등 발톱이 갈라져 있는 동물이 주로 걸리는 바이러스성 병이다. 이 병의 특징은 입이나 발톱의 주변에 수포가 생기는 것이다.

구제역이 이번처럼 신속히 퍼지는 상황을 보건대, 이 바이러스는 그 감염력이 실로 강력한데다가 감염경로는 실로 다양하다. 접촉에 의한 감염을 위시하여 오염된 사료, 정육, 우유, 치즈 등을 매개로 하여 퍼지는 가능성이 있다고 보도되고 있다. 이번 일을 통해 돼지에게 요즘 많이 발생하는 뼈의 기형과 함께 돼지의 체질이 극도로 병약해지고 있음을 알 수 있다. 이러한 돼지고기는 식용에는 전혀 적합지 않음을 단적으로 말해주고 있다.

이처럼 병적인 돼지나 소는 인간에게 있어서 직접 혹은 간접으로 여러 가지 병의 원인을 만드는 식품이 된다는 것은 분명한 사실이다.

PART 2

암에 대한 오해

암환자가 격증하고 있다

일반적으로 암이라고 하면 위나 폐에 생긴 암종을 가리키고 있지만, 현대의학에 있어서는 암종, 육종, 백혈병 및 악성임파종 등의 이른바 악성종양을 총칭하여 쓰이고 있다. 그래서 국소에 생긴 악성종양을 '암종'이라 하고, 다른 종류의 악성종양을 포함한 총괄적인 호칭에는 '암'이라고 하는 표현상의 구별을 하고 있다.

암종은 상피조직에 생기는 악성종양을 이르는 것으로서, 예컨대 위·장·기관 및 자궁 같은 점막이나 피부가 그 발생모지(發生母地)로 된다. 육종은 똑같은 암의 종류이긴 하나, 이 발생모지가 달라서 근육이나 뼈 같은 결합조직에 생기는 것을 말한다. 백혈병이란 체내를 유동하는 조직인 혈액의 암이라고 할 수 있다. 이것은 벌써 유소년기에 볼 수 있게 되는 암이다. 마지막으로 악성임파종이란 임파선이나 임파조직에 생기는 암이다.

암은 지금으로부터 2천~3천 년 전의 그리스 시대나 이집트 시대에 벌써 알려졌었다. 물론 그 숫자는 현대에 비길 수 없을 만큼 적었을 것이다. 다만 적었다고는 해도 없었던 것은 아니다.

이집트의 고분에서 발굴된 미라의 골격에 암종에 의한 붕괴의 자국이 보이기도 하고, 히포크라테스의 저서에 암종을 의미하는 '카르키노스(karkinos)'라는 말이 나온다. 카르키노스란 '게(蟹)'를 뜻하는데, 유방암이 말기가 되면 흡사 열 개의 발을 편 게와 같이 보인다고 해서 암종을 카르키노스라 부르게 되었다. 또 일본에서는 위암에 걸리면 배가 거북 등처럼 딴딴해지므로 옛날에 이 병을 '거북배'라 불렀다. 게든 거북이든 그 사실적인 표현이 재미있다.

그건 그렇고, 현재 암으로 죽어가는 사람은 얼마나 되는가. 놀랍게도 연간 전세계에서 1,000만 명, 일본에서는 31만 명에 이르고 있다. 암사망률은 높은 나라와 낮은 나라가 있고, 경제선진국에서 높고 후진국에서는 낮다는 차이가 있다. 왜 그런가. 그 점에 대해서 현대의학은 이렇게 해석을 하고 있다.

"저개발국가에서는 암에 걸리기 전에 다른 유행성 전염병으로 죽게 되니까 암에 걸리는 연령층이 옅게 된다. 그러나 고도로 성장한 나라에 있어서는, 현대의학에 의하여 그러한 병들이 극복됨과 동시에 오래 살게 되므로 자연히 암에 걸리는 연령층이 두텁게 되고, 따라서 암에 의한 사망자 수도 불어나는 것이다."

이러한 생각의 일면을 부정하기는 어렵다. 그러나 더 근본적인 문제는 "대자연과 밀착된 생활과 대자연을 소외한 생활의 차이가 바로 이곳에 나타나고 있는 것"이라고 말할 수 있다.

암종 발생부위에는 국제적인 특징을 보이고 있다. 이를테면 위암은 일본, 핀란드, 오스트리아, 러시아 같은 나라에 많으나 폐암은 서구 여러 나라, 특히 미국과 영국에서 다발하고 있다. 최근에 동양의 폐암환자도 급속히 늘어나고 있어서 이런 상태로 가다가는 세계 정상에 이를 날도 그리 멀지 않을 것 같은 생각이 들게 한다.

유방암의 경우 인공영양이 많은 서구 쪽 나라가 많고, 일본이나 러시아 쪽에는 적다. 제가 낳은 자식을 다른 동물의 젖으로 키운다고 하는 부조리와 무책임성에 대한 천벌이 유방암이라는 형태로 내려지는 것이다. 이 밖에 인도에는 구강 및 식도상부암, 북아프리카에는 방광암, 중부아프리카에는 간암이 많다.

이처럼 나라에 따라 암종의 발생부위가 다른 것은 체질, 생활환경, 식생활의 습관 등이 다르기 때문이다. 바꾸어 말하면 각 나라 사람은 저마다 특정부위에 약점을 갖고 있다고 말할 수 있다.

현대의학의 잘못

● 뿌리 깊은 오해 ●

현대의 생명과학은 이제 '코페르니쿠스적인 일대 전환'이 필요하다. 뜻있는 식자 중에는 "20세기 후반기는 역사적으로 보아 생명과학의 개혁이 실현될 때이다"라고 진작부터 지적하는 사람도 있었다.

현대의학에는 갖가지 모순이 있다. 그것은 '세포는 세포로부터'와 같은 본질적으로 잘못된 주장을 했던 피르호(Rudolf Virchow)의 세포관을 현대 생명과학의 일대 철칙인 것으로 생각한 데서부터 비롯된다. 본디 과학이란 사물의 인과관계를 추구하는 학문이다.

그런데 이 '세포는 세포로부터'라는 생각은 "세포란 유구한 옛날로부터 영겁의 미래에 걸쳐 다만 존재하는 것일 뿐이다"고 하는 것인데, 이와 같은 고정관념 아래 사물을 생각하기로 들면 모든 것은 원인도 결과도 추구할 수가 없다고 하는 불가지론으로 빠져들고 말게 된다. 참 어이없는 정률(定律)이다. 이 비과학적인 과학원칙(?)이 의학의 영역에 있어서도 수많은 미망을 낳은 것은 당연한 도정이기도 했다.

암은 그 빙산의 일각이다. 암은 그 정체만 알고 나면 결코 두려워할 필요가 없는 것이다. 암이라고 하는 억새풀이 유령으로 보여서 터무니없이 떨고 있는 꼴이 현대의학의 모습일 뿐이다. 현대의학은 '피르호의 세포개념'이라고 하는 얼빠진 산성토양에서 기형적으로 자라온 것이다.

정말로 두려운 것은 암이라는 병이 아니라 현대의학 그것의 암화라 할 수 있다. 분별없이 증식을 계속하는 현대의학이라는 이름의 암이야말로 하루 빨리 알칼리성의 비옥한 토양으로 옮겨 심어서 건강하게 육성하지 않으면 안 된다.

암은 의학의 재건에 크게 기여할 것이다. 왜냐하면 의학 재건을 위해서는 현대의학의 기초로 되어 있는 잘못된 개념을 뿌리에서부터 뒤집어야 하는데, 암이 그 구실을 해낼 것 같아서이다. 더더구나 암은 인류의 원수가 아니다. 오히려 분별없이 증식하고 있는 암(현대의학)에 있어서의 원수인 것이다.

그러므로 암, 이것이야말로 현대의학을 근본에서부터 시정하겠다고 하는 역사적 사명을 걸머지고 있는 것이다. 때로는 어떻게 손쓸 수 없을 만큼 흉포해지는 암도 조건에 따라서는 지극히 유순한 태도를 보이기까지 한다. 그래서 우리는 역사적인 시점, 거시적인 입장에서 암을 도리어 환영하려고 하는 것이다.

현대의학에 있어서의 암의 정의는 "어떠한 원인에 의해 정당한 제세포가 돌연변이를 일으켜 그것이 자율성, 즉 고유한 독립성을 띠고 무제한으로 증식(세포분열)하기 시작하게 된 것"이라고 되어 있다. 알기 쉽게 말하자면, 본래 생물체란 일종의 조화를 지니는 것인데 이단자로서 돌연히 나타난 암세포는 그것을 무시하고 제멋대로 빠른 템포로 동료세포를 불리는 것이다.

그런데 여기에는 두 가지 문제점이 있다. 하나는 어째서 그와 같은 이상세포가 생기는가 하는 문제이다. 다른 하나는 어째서 암세포가 지독히도 빠른 템포로 증식을 계속하는가에 대한 의문이다.

이러한 문제가 해결되면 정확한 암 대책을 세울 수가 있다. 그러기에 오랜 세월 동안 전세계 의학자들의 노력이 이 해결의 실마리를 찾는 데에 기울어져 있었다.

그러나 참으로 안된 얘기이지만 별 성과가 없다. 의학자들의 노력이 없는 것은 아니다. 연구비로 퍼붓는 액수가 모자라는 것도 아니다. 문제는 암 연구 이전에 있는 것이다. 즉, 생명이란 무엇이냐, 세포란 어떠한 것이냐 하는 의학의 대전제가 되는 것이 정확하게 파악되어 있지 않은 데 있는 것이다.

현재 일반적으로 믿어지고 있는 암의 정의는 "세포는 세포분열에 의해서만 세포로부터 태어난다"고 하는 피르호의 맹신자들에 의하여 날조된 것이다. 따라서 사실에 비추어 보게 되면, 곧 그 잘못을 알게 될 것이다.

먼저 "암은 어떠한 원인에 의하여……"라고 하는 대목이다. 즉, 원인불명이라는 것이지만 어떤 현상이 일어나고 있는 한, 거기에는 반드시 원인이 있을 것이 틀림없다. 또 "정당한 체세포가 돌연변이를 일으켜……"라고 하는 것도 말이 되지 않는다. 원인이 분명하다면 필연변이일 것이고, 그것 역시 일정한 법칙에 따른 자연스러운 변이일 것이다.

'돌연변이'라는 말 자체가 과학적이지 못하다. 그것은 어떤 사물이 방향성을 못 갖고 갑자기 이질적인 것으로 비약한다는 개념(사고방식)이다. 그러나 이것을 가능하게 하는 것은 마술일 뿐이다. 인과관계, 즉 필연성을 추구하는 과학의 세계에서 이러한 비과학적인 개념을 아무렇게나 통용하고 있다는 것 자체가 문제인 것이다.

더욱이 '무제한한 세포분열'이라고 하는 것 또한 잘못된 생각이다. 암세포의 증식은 결코 무제한적인 것이 아니다. 현실적으로 그 증식은 어느 일정한 단계에 이르면 자연정지하고 있다. 이 자연계에 있어서 무한하다는 것은 존재하지 않는다. 모든 것은 유한

하고 상대적인 것이다.

또 증식만 해도 세포분열(유사분열)에 의하는 것은 아니다. 실제로 시험관 안에서 분열증식을 해보이는 특별한 암세포가 있다. 그러나 그것은 그러한 성상을 지닌 오히려 기형적인 암세포인 것이다. 그것을 우리 체내에 있어서의 정상인 암세포의 존재양태라고 생각해 버려서는 안 된다. 이미 나의 저서《혈구(血球)의 기원(起源)》에서 언급한 바와 같이 암세포는 적혈구 또는 백혈구(림프)의 융합화성에 의하여 이루어지는 것이다.

이와 같이 현재 정설처럼 되어 있는 암의 정의에는 여러 가지 모순과 불합리가 내포되어 있다. 따라서 이러한 암의 정의를 믿고 있다가는, 암 연구가 진보되면 될수록 그 대책이 본줄기에서 멀어져 가게 될 것이다.

• 현대 암 치료법의 눈속임 •

현대의학에서 암을 고치기 위해서는 조기발견, 조기치료가 필요하다고 말한다. 물론 어떠한 병이든 간에 일찍, 적절한 치료를 받는다는 것은 바람직한 일이다. 그렇지만 암의 경우 조기발견이란 도대체 어느 시기를 말하는 것일까. 암 전문의가 치료를 하다가 환자가 죽게 되면 한결같이 발견이 늦어서 그랬다고 말한다.

조기발견이라는 말이 그러한 경우의 구실이 되지 않으면 다행이다는 생각이 든다. 과연 일찍 발견만 되면 정말로 치료가 되고, 또 완치가 보장되는 것인가 하는 의문이 생긴다. 이는 믿을 바가 못 된다고 본다.

현재 암치료에는 공인된 통상요법으로 수술요법, 화학요법, 방사선 치료가 시도되고 있다. 이 세 가지 치료방법의 문제점을 한 번 짚어보자.

수술요법 수술요법의 배경에 있는 사고방식에는 "나쁜 것은 도려내어 버리면 그것으로 그만이다"고 하는 것이 있는 모양이다. 그러나 그렇게 단순하지만은 않다. 병이란 모두가 전신병인 것이다. 특히 암은 혈액의 오염에 의해서 일어나는 전신병의 대표적인 병이다. 그러니 나쁜 부분만을 잘라내었다 해도, 근본적으로 치료하는 것이 아닐 때는 다른 어느 곳에서 또 생겨날 것이 아닌가.

실제로 진행되고 있는 암의 경우 수술을 하게 되면 몸의 저항력을 약화시키기 때문에 한층 악화되거나, 또는 전이하거나 한다. 수술을 해서 나을 암이라면 수술 같은 것은 안 하는 편이 한층 빨리 낫게 될 것이다.

화학요법이라 하여 각종 항암물질이 등장하고 있는데, 효과는 없이 부작용만 심하여 어느 하나 신용할 수가 없다. 그중에는 분명한 발암성의 것까지 있으니 놀랍다. 무엇보다도 항암제를 만들어내기 이전의 발상법을 찬성할 수 없다. 암 소탕이니 암 정복의 사상을 가지고서는 정말로 암을 고칠 수 있는 약은 찾아내지 못하리라. 체내에 있는, 그리고 몸의 일부인 암세포나 암바이러스를 박멸하는 것이라면, 당연히 다른 정상인 장기조직에 대해서도 똑같은 타격을 주게 될 것이기 때문이다.

이러한 화학물질을 계속 쓰게 되면 암과 함께 신체 전체까지 사멸해 버리는 결과가 되는 것이다. 그러니 항암제가 아니라 도리어 암과 친해져서 이를 건강한 세포로 만드는 친암제가 필요한 것이다. 이에 의해서만 환자의 체력, 저항력을 강화해서 이미 이루어져 버린 암세포를 서서히 정상적인 모습으로 되돌리는 것이다.

방사선 치료도 위험하기 그지없는 치료법이다. 방사선이 중요한 발암인자라는 것은 주지되어 있는 사실이다. 아닌 게 아니라 강력한 방사선을 들이대게 되면 암조직의 중심부가 파괴될지도 모른다. 그러나 그 암세포 주변의 조직이나, 피부로부터 도달하기까지 사이에 있는 정상의 조직이 도리어 암의 발생이나 증식을 재촉하는 것이다. 엉터리 짓을 하면 치료가 아니라 오히려 암 확산이 되어버릴지도 모르는 일이다.

상황이 이러하니 암이 초기에 발견되었다고 해서 안심할 수가 없다. 오히려 조기치료를 받게 됨으로써 조기사망을 초래할지도 모르기 때문이다. 그러나 이와는 정반대로 암이 생기기는 했어도, 다행히 발견되지 않았기 때문에 치료다운 치료도 안 받아 보고 자연히 나아버렸다고 하는 사례도 분명 있을 것이다. 이렇게 되면 조기발견의 대의명분은 안 선다. 이처럼 확실한 대책과 치료법이 확립되어 있지 않은 현 상태에서는 오히려 조기발견이 안 되는 편이 나을 것 같다.

그런데 수술을 하여 실제로 낫는 경우도 있다. 그렇다고 해도 그것은 수술로 암을 도려내었기 때문은 아닌 것이다. 자기 몸 안에 도사려 있던 악마가 퇴치되었다고 하는 안도감이나 정신적 안정감, 대수술을 계기로 인한 음식물 기호의 변화로 인해서 혈액이 정상화한 덕분이다. 공포로부터의 해방과 바른 음식물의 섭취에 의해 암이 낫는 경우는 충분히 고려할 수 있다.

여기서 암의 자연치유에 대하여 잠시 언급하고자 한다.

일반적으로 "암은 불치의 병이고 사신(死神)이다. 암의 선고는 곧 죽음의 선고를 의미한다"고 받아들여지고 있다. 그러나 실제로는 그렇게 무서운 병이 아니다. 적어도 그 공포 때문에 노이로 제가 될 정도의 어려운 병은 아닌 것이다.

암이 자연히 나아 버린 경우도 적잖이 있다. 심지어 암 전문의 가 손을 들었는데도 나았더라는 얘기도 많이 있다. 그럴 경우 전 문의는 "그건 암이 아니었다. 오진이었다"고 말하고 싶겠지만 그 건 발뺌이다. 실제로 엉터리 치료만 하지 않으면 환자는 더욱더 오래 살 수가 있다.

존 크라일 스튜어트 박사는 몇십 년을 산 암환자의 실례를 들고 있다. 이에 비하면 신문지상에서 그 죽음이 전해지는 유명인의 암 투병기는 고작해야 1~2년으로 아주 짧다. 이것은 무엇을 의미하 는 것인지 곰곰이 생각해 볼 문제가 아닌가 싶다.

담암동물(실험적으로 암을 옮겨 놓은 동물)은 그 암에 의해서 죽는 경 우도 있지만, 반대로 자연히 나아 버리는 경우도 있다.

일정하게 정제된 고형사료로 사육되고 있는 동물들은 암에 대 한 저항력이 극도로 약화되어 있다. 또 이러한 사료로 몇 대를 내 려온 순계(純系)는, 특히 암세포를 옮기지도 않았는데 자연히 유방 암이나 폐암에 걸리는 것들이 있다.

그런데 이 순계의 동물에 대해 그 사료의 질이나 양을 가감하면 암의 발생상태에 변화가 온다. 예컨대 생후 1~2년 사이에 70% 가 유방암에 걸리는 실험쥐계를 두고, 사료를 3분의 1에서 5분의 1로 줄여보면 거의 유방암을 발견할 수 없게 됨을 알 수 있다.

일찍이 나는 백혈병에 걸린 닭에게 잡곡이나 소금을 주고, 또 간암에 걸린 양식송어의 먹이에다 조제의 엽록소를 첨가함으로써 양계 닭이나 양, 소에 다발하던 암을 완전히 없애버린 경험을 가지고 있다. 이러한 사실에서 발암과 영양이 불가분의 관계에 있음을 알게 된 것이다.

건강을 유지하기 위해 필요한 영양이라는 것은, 현대 영양학에서 말하고 있는 3대 영양소인 단백질, 탄수화물, 지방이 칼로리 따위로써 산출되는 것은 아니다.

요즈음 동물원의 동물들이 곧잘 죽는 것을 보게 된다. 예를 들면 원숭이가 식도암으로, 물개가 요도암으로, 멧돼지가 폐암으로 쓰러지고 있는 것이다. 이런 원인의 하나는 분명히 사료의 질적인 저하이다. 그들 또한 본래의 자연환경 속에서 야생하며 살았다면 결코 암 같은 병으로 죽을 리가 없다.

이 문제와 관련하여 인도의 영양연구소 소장이었던 로버트 맥커린 박사의 흥미 있는 실험이 있다.

그는 건강한 흰쥐 약 1,000마리에게는 훈자식을 주는 한편, 다른 약 1,000마리에게는 인도식을 주면서 2년 7개월 동안(인간 수명으로 약 50세에 해당) 사육한 다음, 그 흰쥐들을 모조리 병리 해부하여 비교·검토해 본 것이다.

그 결과 훈자식을 준 그룹의 쥐는 예외 없이 건강하여 아무런 질병도 발견할 수가 없었다. 반면에 인도식을 준 그룹의 쥐는 거의 안질, 종양, 구루병, 탈모, 빈혈, 피부병, 심장병, 신장병, 위장장애 같은 질병을 일으켰다고 한다.

그래서 다시 흰쥐들에게 영국식을 주는 같은 실험을 했더니, 쥐들이 인도식 그룹과 같은 갖가지 병에 걸렸을 뿐만 아니라 신경계를 침범당하여 흉포화해지면서 서로 물어 죽이는 일도 발생했다고 한다.

이 실험에 사용된 세 가지 사료는 다음과 같았다.

❶ 훈자식 : 차파티(훈자 사람들의 주식인 잡곡 빵), 콩나물(숙주나물), 생당근, 양배추, 생우유(우리가 보통 마시는 살균우유가 아님)

❷ 인도식 : 백미, 콩, 야채 따위를 조미료를 사용하여 요리한 것(인도 사람들이 일상적으로 먹고 있음)

❸ 영국식 : 흰빵, 마가린, 설탕을 탄 홍차, 야채조림, 육류 등의 통조림고기, 잼, 젤리 등

이러한 것은 쥐에 한한 얘기만은 아니다. 그대로 인간에게도 적용되는 것이다. 지금 지구상에 현존하는 민족의 수명이나 민족성, 그리고 병의 유래도 모두가 음식물의 질에 의하여 지배되어온 결

과라는 것을 이 실험은 시사해 주고 있다.

이때까지 나는 인간을 형성하는 기초는 음식물이고, 그래서 그 질을 생각하는 것이 무엇보다도 중요하다는 나의 입장을 《잃어가는 생명》, 《건강과 미용의 식생활》, 《태어난 다음에는 이미 늦다》 등의 책에서도 일관하여 강조해온 바 있다. 주저함이 없이 "먹거리는 생명이다"라고 할 수 있는 것이다.

어쨌든 이런 상태로 나가다가는 문명제국은 결국 암이나 정신병으로 멸망할지도 모른다. 이러한 때에 히말라야 기슭에 세계 최소의 나라 훈자(Hunza)가 무병장수의 나라로서 존재하고 있음은 그나마 다행한 일이라고 할 수 있다.

훈자는 과거 2천 년 동안 문명세계와는 담을 쌓아온 별천지다. 그동안 문명세계에서는 갖가지 병이 생겨 14세기의 한센병, 15세기의 페스트, 16세기의 매독, 17세기로부터 18세기의 천연두, 19세기의 성홍열과 결핵 등이 맹위를 떨쳤다.

그러나 훈자만은 이러한 문명병의 폭풍우 속에서 혼자 그러한 세기들을 지내온 것이다. 그러면서 금세기의 암, 심혈관계 질환 및 정신질환 등 어느 것이고 받아들이지 않는다. 지금껏 병이라는 것을 모르며, 주어진 천수를 다하는 가운데 다시금 히말라야의 흙으로 되돌아가는 것을 추구한다.

그들이 완전에 가까운 건강을 유지할 수 있었던 비밀은 어디에 있는 것일까? 이와 같은 본질적인 문제를 생각하고 출발하지 않으면 암의 근본적인 대책은 나오지 않을 것이다. 그러나 이 본질에 뿌리를 내린 해결책이라면 그것은 암뿐만 아니라 다른 모든 문명병에 대해서도 유효한 대책이 될 것이다.

눈앞의 개선에만 정신 팔린 근시안적이고 고식적인 사고방식으로는 언제까지 가도 진정한 암 대책은 나오지 않을 것이다. 지금이라도 늦지는 않다. 문제의 본질을 분명히 파악하여 바른 원리에 입각한 대책을 세우는 것만이 가장 중요한 일인 것이다.

암은 살기 위한 신호이다

국소란 어디까지나 전체의 일부로서의 국소이다. 그것은 전체를 전제하였을 때 비로소 존재하는 것이다. 따라서 전체와 무관계한 국소란 있을 수 없다. 예를 들어 위라고 하는 국소는, 몸 전체 안의 위로서 생리적인 가치가 있는 것이지, 생체에서 동떨어진 위라는 것은 전혀 무가치한 것이다. 몸이 있어서의 위이지, 그것만이 독립하여 존재이유를 가질 수는 없는 것이다.

조금 어려운 얘기가 된 것 같으나 여기서 말하고자 하는 바는 '원칙적으로 국소병 같은 것은 있을 수 없다'는 것이다. 전신에서 동떨어진 국소는 존재하지 않는 것이므로, 엄밀하게 말해서 국소만의 병은 있을 수 없다.

이와 마찬가지로 암에 대해서도 똑같은 말을 할 수 있다. 암은 전신병이자 혈액질환이기도 하다. 체내를 흐르는 혈액의 오염, 쉽게 말해서 '피의 혼탁'이 곧 암이라는 병의 정체인 것이다.

피의 혼탁은 장내의 바이러스나 독소, 거기에 박테리아의 부종 같은 것이 혈액 안에 흡수됨으로써 생기게 된다. 장내의 이상발효를 일으키기 쉽고 독소나 바이러스를 만들기 쉬운 육류의 과잉 섭취, 백미식에 의한 장내 유산균의 결핍 따위도 피를 혼탁하게 하는 조건 중의 하나다. 물론 피가 혼탁해지기 시작하면 체내의 해독·배설기능은 높아지고, 그에 대한 대응책이 취해진다. 그렇지 않으면 체세포는 질식해 버리게 될 것이다.

암이라고 하는 병의 정체는 바로 이와 같은 피의 혼탁인 것이다. 일종의 패혈증(敗血症)이라 생각해도 좋다. 암종(보통 암이라 불리는 혹)은 그 대응책으로서 2차적으로 등장하는 것이며, 패혈증의 구급장치이기도 하다.

그러므로 역설적인 말이긴 하나 "암(암종)은 암이 아니다"인 것이다. 이 대목을 정확하게 파악하지 못하게 되면 암 대책은 근본적으로 어려움에 빠지게 될 것이다.

지금 말한 바와 같이 암이라고 불리는 이 혹(종양)이 암은 아니다. 피가 더러워졌을 때, 산소의 수요 공급의 균형이 무너져(다시 말하면 무산소적인 상태로 되어) 있는 부위나 저항력이 약해진 곳에 그 적응반응(항균·항체반응)의 하나로서 혹이 생기는 것이다. 따라서 이 혹은 암이 아니고, 그 배경에 있는 피의 혼탁이야말로 진짜 암이라고 할 수 있는 것이다.

암은 피가 더러워진 몸에서가 아니면 안 생긴다. 그리고 그것은 "지금 당신 몸의 혈액은 더러워져 있다", "지금 곧 적당한 방법을 강구하지 않으면 목숨이 없어진다"고 하는 것을 알려 주는 신호이다.

혹(종양)이 목숨을 앗아간다고 하는 생각은 터무니없는 것이다. 현대의학이 정말로 암을 고치지 못하는 이유가 바로 여기에 있다. 거듭 강조하지만, 암이라는 것의 정체는 암이라는 혹을 만들게 한 전신적인 배경, 곧 피의 오염(혼탁)인 것이다.

"암의 말기에는 악액질(惡液質)로 되고, 그 때문에 죽는 것이다"라고 현대의학은 말하고 있다. 악액질이란, 혈액이 대단히 혼탁해져서 질적으로 악화하여 있다고 하는 말이다. 이 악액질은 암의 말기에 이르러서 처음으로 나타나는 것이라고 생각하고 있는데, 사실은 암의 시초에서부터 시작되고 있음을 알아야 한다.

그런데도 처음에는 그것이 눈에 띄지 않는다는 것은, 암이라고 하는 그 혹이 혈액을 적극적으로 정화하고 있기 때문이다. 암종에 의해서 혈액 속의 유독·유해물질이 흡착되고, 동시에 혈액을 정화하는 갖가지 물질이 생산·분비되는 가운데 혈액의 오염작용의 억제와 정화가 행해진다.

이처럼 암종에 의해서 오히려 환자가 구제받는 것인데, 이것을 원수와 같이 생각하여 그 박멸과 정복이 기도되고 있으니 얼마나 우스꽝스러운 일인가. 가령 왼쪽 유방에 난 암종을 잘라낸다고 해도, 만약 그 사람에게 생명력이 있다면 이번에는 반드시 오른쪽 유방이거나 아니면 다른 곳에 이 정화장치로서의 암종이 생기게 마련이다. 하나를 도려내면 또 다른 곳에, 생명력이 있는 한 암종은 몇 번이고 다시 생기게 된다. 혹을 도려낸다고 해서 그 혹의 원인이 되는 피의 오염은 없어지지 않기 때문이다.

'암종이 생겼다'고 하는 것은 사실은 기꺼워할 일이다. 만약 그것이 안 생겼다면 급전직하(急轉直下)의 상황, 즉 패혈증(화농성 세균이 혈류 중에 번식한 것으로 보이는 위험한 증상. 39도, 40도의 고열이 날마다 되풀이되며 갓난아기 때 사망률이 높음)이나 그 비슷한 상태가 되어 저세상에 가게 될 것인데, 암종이란 이름의 혹 덕분에 잠시 더 살게 될 보장을 얻게 된 것이기 때문이다. 그동안에 차분히 암의 정체, 즉 "피의 혼탁을 고치기 위한 생활개선을 기하라"고 하는 집행유예가 주어진 것이나 다름없는 것이다.

그러기에 암종은 적신호이자 안전판이고, 정화장치인 것이다. 그럼에도 오늘날의 의학에서는 이 암종을 무찌르기 위하여 방사선과 항암제로 치료하려고 하니 암이 고쳐지지 않는 것이다. 또 그대로 내버려두면 1~2년은 더 살 것을 정통한 치료를 받게 함으로써 오히려 수명을 단축한다.

이와 같은 치료법이 쓰이고 있는 것은 결국 질병관이 잘못되어 있기 때문이다. 암종은 '악'이니까 없애지 않으면 안 된다고 하는 사고방식이 수명을 단축하고 있는 것이다. 그러나 암종은 본질적으로 '선'인 것이다.

요컨대 암을 비롯하여 모든 병은 피의 혼탁이 원인이므로, 피를 깨끗하게 하는 것을 그 치료의 전제로 삼아야 한다.

암은 유전병도 전염병도 아니다

　비교적 최근에 이르기까지 '암은 유전병이다'라는 생각이 있었다. 그 구체적인 예로 곧잘 인용되는 것이 나폴레옹 일가이다. 나폴레옹의 사인(死因)에 대해서는 비소 독살이라는 설이 있기는 하나, 추측컨대 위암이 아니었나 싶다. 그리고 그의 아버지와 막내 누이는 전형적인 위암이었다. 또 다른 두 누이동생 또한 위암으로 죽었다고 전해지고 있다. 이러한 실례도 있기 때문에 암의 유전설을 믿는 사람이 적지 않았던 것이다.

　똑같이 암의 혈통을 확신시키는 현상도 있다. 미국에서 조사한 자료에 의하면, 부모와 자식 또는 형제자매 등 혈연을 가진 두 사람이 위암에 걸리는 확률은 부부(서로 혈연관계가 아님)가 서로 위암에 걸리는 확률에 비할 때 10배나 높았다고 한다. 즉, 부부가 둘 다 위암에 걸리기보다는 어머니와 자식, 혹은 형제자매 중의 두 사람이 훨씬 더 위암에 걸리기 쉽다는 것이다. 이 또한 암의 유전,

혹은 암의 혈통을 생각하게 하는 현상이다.

더욱이 암의 혈통에 관하여 리트르는 모체가 발암하기 쉬운 체질일 경우 그 아이의 발암 경향은 확실히 높아진다고 말하면서, 모유를 매체로 하여 발암인자가 아이에게 전달될 가능성을 지적하기도 했다.

사실 그와 같은 생각을 입증하는 연구도 있다. 유방암이 자연발생되는 생쥐의 순계(純系)에 C3H계, 혹은 DBA계라 불리는 종류가 있다. 이 계통의 새끼쥐를 다른 비유방암계의 모유로 키우게 되면 발암률이 현저히 저하되었다.

이는 1937년 비트너에 의해서 발견된 현상이라서 유방암계의 모유 중에 포함되어 있다고 생각되는 발암인자를 '비트너인자 (Bittner's factor)'라고 부른다. 현재 비트너인자는 바이러스로 간주되며 그것이 모유를 매체로 하여 아기 체내에 이입되기 때문에 암이 생긴다고 이해되고 있다.

이러한 현상이 나타나는 것은 그 종류에만 한정되어 있기 때문에 확연하지 않은 측면도 있지만, 부친 쪽보다는 모친 쪽에서 더 많은 형질을 아기에게 준다는 것만은 명백하다. 그런 의미에서 모체는 발암 소인이 아기에게 보다 강하게 반영된다는 것을 인정해도 좋으리라.

그러나 그렇다고 해서 암을 유전병이라고 간주할 수는 없다. 한

지붕 아래서 같은 상에 같은 밥을 먹으며 몇십 년 생활하게 되면, 부모자식이나 형제자매의 체질은 필연적으로 닮아갈 것이기 때문이다. 그러니까 그중의 누군가가 암에 걸렸다고 하면, 모두가 그와 같은 체질을 가졌기에 다른 사람도 걸릴 수 있다는 것이다.

그에 비해 부부는 각기 다른 가정에서 자라나서 각기 다른 체질을 지니고 있다. 몇십 년 동안 공동생활을 하고 같은 것을 먹게 되면 체질은 조금씩 닮아가겠지만, 부모자식 관계 같지는 못하다.

이와 같은 체질의 차이에 의해서 앞에 말한 바와 같은 조사결과가 나오게 되는 것이다. 즉, 암이라는 병 자체가 부모한테서 자식에게로 유전하는 것이 아니라, 암에 걸리기 쉬운 체질이나 기질, 다시 말하면 소질이 유전하는 것이다.

발암 소질은 유전한다고 말했으나 그것 또한 절대적인 것이 못된다. 소질이란 것은 태어나서 후천적으로 바뀌어질 수 있는 것이기 때문이다. 설사 발암하기 쉬운 소질을 지니고 태어났다고 해도 본인의 의지와 노력 여하에 따라 그 소질을 더 건강한 것으로 변화시킬 수가 있다.

그러기 위해서는 먼저 참다운 음식물의 지혜를 배우고, 그것을 실천해야 한다. 암 소질을 갖는 가계를 보면 반드시 좋지 못한 식습관이 있다. 예를 들어 '육류와 우유, 달걀은 빼놓지 않고 먹는다'든지 '단것을 좋아한다'와 같이 여러 가지로 개선해야 할 점이 있다. 이런 식습관을 고쳐야만 암 체질에서 해방될 수 있는 것이다.

이 밖에도 '암 지대'라 불리는 특수한 지역도 있는데, 이에 대해서는 간단히 언급하고자 한다. 이상스럽게도 암환자가 특히 다발하는 특수한 지역이나 특정한 장소가 있다.

이를테면 1962년 A. 로젠펠드 씨의 소개로 일약 세계의 주목을 끌어 모았던 미국 메릴랜드 주 셔브스버크에 있는 암의 집이 그 예이다. 남북전쟁으로 전몰한 장병의 묘지가 있는 구릉 기슭에 통나무로 지어진 낡은 집이 한 채 외로이 서 있는데, 금세기에 들어 그 집에 살았던 다섯 주인들이 모두 암으로 죽어 버렸다.

어떤 학자는 그와 같은 지역의 특징으로서 네 가지 공통된 점을 들고 있다. 첫째, 지세가 낮고 둘째, 토양이 점토질이며 셋째, 그 부근에 더러운 웅덩이나 개천이 흐르고 넷째, 식물에 있어서는 벌레혹이라고 하는 이상증식이 보인다는 것이다. 그리고 수년 전 미국의 한 조사단이 실제로 암 다발지대를 조사했더니, 위와 같은 특징들이 딱 들어맞았다고 한다.

이러한 사실도 있고 하여 '암은 전염병이다'고 믿는 학자도 적지 않으나, 내 견해로는 지나친 생각이라 여겨진다. 왜냐하면 그와 같은 암 다발지대는 '병원체의 전염에 의한다'는 것보다는 오히려 '생물에게 있어서의 악조건의 지형이다'라고 설명하는 편이 나을 것 같기 때문이다.

참고로 이 지표에 대한 나라자키 사츠키 씨의 표현을 빌자면, 정전위 세력이 강한 우세지대(이러한 지대에서는 모든 생물의 생명활동에 좋은 영향을 끼친다)와 반대로 그것이 약한 열세지대(이 지대에서는 거꾸로 생명활동이 저조해진다)로 나뉜다. 그러므로 우리의 생명활동이나 생리기능은 온도, 습도, 기압 같은 기상조건 이상으로 대기이온이나 자력 및 미지의 유동하는 전자에너지적 인자에 의해서 좌우된다는 것을 알아야 할 것이다.

암은 죽을병이 아니다

만약 암이라는 것이 현대의학에서 정의하는 바와 같이 '어떠한 원인에 의해서 체세포가 돌연변이하고 무한히 분열증식하는 병'이라고 한다면 이보다 더 무서운 병은 없을 것이다.

왜냐하면 불분명한 원인에 의해서 체내의 정상적인 한 세포가 갑자기 암세포화되고, 일단 암세포화되면 그칠 줄 모르고 계속 증식한다고 하니 어떻게 손써 볼 수가 없지 않느냐 하는 까닭에서이다.

원인이 불분명하니 그 원인을 제거하는 방법 또한 불분명할 것이 뻔하다. 또 무한한 힘을 가지고 분열하니 암세포의 증식을 막기 위해서는 그야말로 무한한 약리작용을 가진 약제를 사용하지 않는다면 승부를 낼 수가 없다. 그래서 암의 선고는 어김없이 죽음의 선고로 이어지게 되는 것이다.

그런데도 암학자들은 "암은 무섭지 않다"고 말한다. 하지만 현대의학이 말하는 암의 정률을 신봉하는 한, 암은 무섭지 않다고 하는 생각은 결코 할 수 없을 것이다. 그러므로 그것은 배짱을 내 보는 것에 지나지 않는다.

이런 가운데 최근 들어 동·서양을 가릴 것 없이 암의 자연치유를 인징하는 학자가 늘어나고 있다. 암의 자연치유가 사실이라고 한다면, 암의 정의는 당연히 고쳐져야 할 것이다. 어쨌거나 한편에서는 현재의 암의 정의를 믿으면서, 또 한편에서는 암은 무섭지 않다고 생각하는 것 자체가 명백히 자기모순을 범하고 있다.

앞에서 지적한 바와 같이 현대의학에서 말하는 암의 정의는 그 것이 죽을병임을 말해 주고 있다. 그러나 현실적으로 많지는 않다고 해도 암의 자연치유 사례가 인정을 받기 시작하고 있으며, 정신요법이나 식이요법으로 낫는 예도 적지가 않다. 이렇게 되면 암은 현재 정의되고 있는 것 같은 병은 아니라고 생각하는 것이 자연스럽게 된다.

이런 점에서 볼 때 현대의학은 암의 정체를 정확히 파악했다고 할 수 없다. 오해투성이의 허상인 것이다. 그러므로 무엇보다도 먼저 암이라는 병의 정체를 바르게 파악할 필요가 있다.

다음은 쓰다주쿠 대학 사감이었던 오타니 아이코 여사가 어떤 잡지에 기고한 '암과 싸우다-암의 마수(魔手)로부터 인류를 구원할 수 없는가'라는 제목의 절절한 호소문 중 일부이다.

"그에게 식도암이라고 밝혔더라면 그는 어찌 되었을 것인가. 어차피 죽는 것이라면 뱃속에 고무관을 달고까지 얼마 남지 않은 생명을 이으려 하지는 않았을 것이다. 그러나 사실을 말해 주기는 어려웠다. 암의 선고는 곧 죽음의 선고였기 때문이다. 이 무슨 중대한 오산이었던가. 이 잘못된 판단 때문에 그 뒤에 맛보아야 했던 그의 병고를 생각할 때, 나는 나의 용기의 모자람과 애정의 모자람을 가슴 깊이 느끼게 되면서 부끄러워지는 마음을 누를 길이 없다. 나는 그때 마음을 단단히 먹고 그에게 병명을 알려 주면서 고요히 천명을 기다리도록 했어야 했다. 아니면 편안히 잠들게 했어야 했다(안락사를 의미함). 다만 후자의 경우 나는 형사법정에 서서 법의 심판을 받아야 했을 것이다. 그러나 나는 비겁했다. 그 어느 것도 할 수가 없었다."

그녀가 식도암으로 타계한 남편을 지키면서 고통을 함께 한 기록인 만큼 만인의 공감을 불러일으켰던 이 수기에, 암의 선고가 곧 죽음의 선고와도 같은 현실에서 환자에게 진실을 고백할 것이냐 아니냐의 고뇌가 묘사되어 있어서 가슴이 아프다.

만약 자기 자신이 그녀와 같은 입장에 서게 될 때 '나는 과연 어떤 태도를 취하게 될까' 한번 생각해 보라. 누구든지 "도대체 어떻게 해야 할지 모르겠다"고 결론을 내리게 될 것이다. 그러나 다소 냉혹한 말이 될지는 모르겠지만, 이런 일도 허상의 암이 연출해낸 비극일 뿐이다.

의사도, 환자도 그리고 주위 사람들도 모두 '암은 죽는 병이다'라고 생각하고 있다. 그리하여 의사와 환자의 가족은 환자가 그 병에 걸려 있다는 것을 알면서도 환자에게는 암이 아니라고 말한다. 그것이 좋은 결과를 가져오는 것은 환자가 그렇게 믿고 있는 경우일 뿐이고, 반신반의할 경우에는 오히려 나쁜 결과를 가져온다는 것이다. 암환자가 자기의 병을 알면서도 오히려 주변 사람들한테 신경을 쓴 나머지 모르는 척 태도를 지어 보여야 하는 상황으로 몰고 갈 수도 있기 때문이다.

일반적으로 환자는 그 주변 사람들보다 더 민감하다. 자기의 병상이나, 의사와 가족들의 태도에서 느껴지는 이상스런 공기에서 은근히 암에 걸린 사실을 눈치 채게 된다. 그리하여 '암이 아니라고 하는 것은 나를 안심시키려 하는 연극이구나' 하는 속셈까지 알아차리고서도 전혀 낌새를 못 챈 것처럼 행동하는 일이 많다.

그럴 경우 환자에게 쓸데없는 정신적 부담감을 안겨 주게 된다. 자기가 죽을병에 걸린 사실을 알면서도 그것을 알고 있지 않은 것처럼 행동하게 하는 이중의 정신적 부담이 환자에게 결코 좋은 영향을 주지는 않을 것이다.

차라리 "당신은 지금 암에 걸렸다"고 분명히 알려주는 게 낫다고 생각한다. 물론 "암은 절대로 죽는 병이 아니고 새로운 의학적

치료로 반드시 낫는다"고 하는 것도 함께 이해시킨다는 것을 전제로 해야 한다.

실제로 나는 그것을 실행하고 있다. 환자와 가족들에게 암에 대한 새로운 사고방식을 나의 저서나 말로써 이해시키는 것이다. 그리하여 환자 자신이 "나는 지금 암에 걸려 있긴 하나 잘못된 치료만 받지 않는다면 틀림없이 나을 수 있다. 그러기 위해 먼저 음식의 중대성을 인식하고 식생활 개선을 중심으로 한 생활 개선에 들어가자. 그렇게만 하면 암 따위가 무슨 대수냐?" 하고 확신만 하게 되면, 그것만으로 벌써 반은 치료된 것이나 다름없다.

그러한 의미에서 암 대책의 근본에 가로놓인 문제는 현대의학이 가지고 있는 사상의 혁명이다. 또 환자 자신이 사물에 대한 생각을 고치지 않는 한 암의 근치는 바랄 수 없다. '암은 죽는 병'이라는 잘못된 관념의 토대 위에서 아무리 암 박멸이나 암 제압의 북을 치고 장구를 쳐봤자 끝내 그 해결의 실마리는 잡을 수 없을 것이다.

PART 3

발암의 조건

문명이 암을 만든다

  암연구병원 원장이었으며 암으로 사망한 다사키 유조(田崎勇三)
박사는 "문명화는 곧 암화(癌化)이다"라는 말을 했다.

  일찍이 콜럼버스 일행이 미대륙에서 옮아간 매독에 의해 유럽
대륙이 공포의 도가니 속에 빠져들었던 일이 있었다. 당시 영국
의 어떤 경세가는 "Civilization is Syphilization(문명화는 곧 매독화
이다)"라고 빈정대었는데, 다사키 박사도 이 말에서 힌트를 얻어
"Civilization is Cancerization(문명화는 곧 암화이다)"라고 말했음
을 알 수 있다.

  어쨌거나 현대의 문명생활이 암 다발의 경향을 증대시키고 있
는 것만은 사실이다. 이집트의 미라에서 암의 흔적이 발견되는 것
도 당시의 왕후귀족이 대단히 사치스러운 생활을 했었다는 짐작
을 하게 한다. 이를 달리 말하면 지금 우리는 고대 이집트의 왕
후귀족에 못지않는 미식과 안일을 탐하고 있다고도 할 수 있다.

우리를 죽을병으로 몰아세운 문명은 참다운 의미에서의 문명이라고 할 수 없다. 따라서 현재 우리가 은총을 받고 있는 것은 절름발이 문명이다. 진보해온 것은 정신문명에서 분리된 기계·물질문명뿐이니까 이런 말을 할 수 있는 것이다.

그러면 암은 구체적으로 이렇게 하여 생기는지 살펴보자. 나는 수년 전에 오후라 고오슈(大浦孝秋) 씨의 소개로 가타세 아와이 교수가 쓴 《칼슘의 의학》이라는 책을 읽을 기회가 있었다. 여기에 그의 책에서 '암은 어떤 생활에서 잘 생기는가' 하는 부분의 일부를 인용하고자 한다.

● 암은 어떤 생활에서 잘 생기는가 ●

암은 특히 문명국에서 해마다 눈부신 세력으로 증가하고 있다. 암의 나라 미국의 암예방협회 조사에 의하면, 뉴욕 시에서의 암사망자는 1900년에 2,291명, 1910년에 3,710명, 1920년에 5,317명, 그리고 1926년에 7,033명이라고 한다. 이 기간만을 놓고 보아도 암에 의한 사망자는 인구 10만에 대해 66명에서 119명으로 늘어났으며 사망률도 80%나 증가했으니 얼마나 놀라운 일인가.

또 이 협회 출판물인 《암병요람(癌病要覽)》에 의하면, 암은 가난

한 사람보다 부자에게 많고, 부자 중에서도 충분한 영양을 섭취하고 있는 건강한 사람에게 많이 나타난다고 한다. 그래서 암을 '문명병'이라 부르는 것이다.

미국의 토착민이나 아메리칸 인디언은 자연에 따르는 생활을 하기 때문에 거의 암에 걸리지 않는다. 그러나 자연생활을 떠나 백인의 생활양식으로 생활하고 있는 인디언은 백인과 같이 암이나 그 밖의 병으로 고통을 받고 있다.

발암물질의 연구에 몰두하고 있는 것이 현재 암 연구의 모습이다. 그러나 과연 특수한 발암물질이라고 하는 것이 존재할까. 인간은 발암물질로 알려진 버터옐로, 디벤즈안트라센 같은 것을 먹지 않지만 암에 걸린다.

또 남미 브라질의 로코 씨의 연구에 의하여 명백해진 사실이지만, 장기간에 걸친 과잉 태양광선 조사(照射)는 암을 발생시킨다. 물론 태양광선은 특수한 발암물질이 아니다. 생물을 낳고 생물을 키워나가는 원동력이며, 적당한 일광욕은 건강을 증진시킨다. 그러나 태양광선의 조사가 지나치면 발암성을 띠는 것이다.

사물의 좋고 나쁘고는 비교적인 것이며, 그 작용조건 여하에 의하여 결정된다. 태양광선이 발암성을 띠는 것은 두 가지 이유 때문이다. 하나는 그 조사량이 지나쳐서 생체의 신진대사를 흩뜨려 상피세포의 자극감수성을 높이기 때문이며, 다른 하나는 광선 자체가 국소에 대하여 이상자극으로 작용하기 때문이다.

이미 나의 실험으로도 분명해졌지만 비타민 D를 과잉 투여하는 것만으로 암의 발생은 촉진된다. 비타민 D는 자외선의 조사에 의해서 체내에 생기는 것이므로, 수광량(受光量)이 많게 되면 당연히 체내에서의 비타민 D 생산량도 많게 된다.

이처럼 우리 가까이에 있는 태양광선이 발암성을 띤다고 하는 사실은 특수 발암물질의 존재를 부정하는 유력한 증거가 된다.

미국의 암 연구가인 셸턴 박사는 "육식의 과식, 절름발이 영양은 암을 발생시키는 유력한 조건이며 문명의 발전과 함께 암환자는 격증한다"고 지적하면서 다음과 같이 말하였다.

"위생사상의 보급과 식사의 개선으로 인해 결핵환자의 수를 감소시켰다. 결핵은 영양부족 또는 영양불량의 결과이다. 그래서 결핵의 회복을 위해 영양을 충분히 섭취하도록 마음 쓰는 것인데, 그것이 과식으로 되기가 쉽다. 이 과식이 암의 발생을 조장하고 있는 듯하다. 암은 영양과다의 병이기 때문이다."

암의 발생과 인간의 물질생활과는 밀접한 관계가 있다. 부유한 사람이 가난한 사람보다 암에 더 잘 걸린다. 또 원시적인 곳에 살고 있는 원주민은 암에 거의 안 걸린다. 호주에 옛날부터 살고 있던 토착민은 암에 거의 걸리지 않았으나, 외국인과 교제하면서 외국인과 같은 생활을 하게 되니까 암환자가 현저하게 늘어났다.

또한 생활상태가 아주 나쁘고, 환경이 빈약하며, 인구가 조밀한 곳에서는 암환자가 아주 드물다. 이와 반대로 생활수준이 높고, 가장 편리한 생활을 하고 있는 상류계급 및 중산계급에서의 암사망률은 높다. 부와 사치와 과도한 향락과 운동 부족이 암환자를 증가시킨다고 할 수 있다.

암을 발생시키는 주된 조건은 다음의 두 가지로 요약할 수 있다.

❶ 암이 발생하기에 적당한 몸의 상태 또는 감수성

❷ 장기간에 걸친 부분적 자극(체내 및 외부로부터의 어떤 자극)

암에 걸리기 쉬운 체질은 다음과 같은 원인에 의해 형성된다.

❶ 과식, 특히 단백질의 과식

❷ 무기질이 없는 먹거리

❸ 혈독에서 오는 배설기능의 장애

❹ 몸을 쇠약하게 하여 독에 대한 저항력을 약화시키고, 소화를 방해하고, 배설기능을 나쁘게 하는 생활

❺ 산성식품의 과다, 소화불량, 배설 불충분에 기인하는 산과다증

이상의 내용이 그 인용문이다. 대단한 탁견이라 할 만하다. 또한 가타세 아와이 교수는 그의 책에서 "암환자에 대해 더 깊이 연

구한 결과, 무기질 특히 칼슘 부족이 공통적인 현상이다"고 지적하고 있다.

그도 나와 같이 암 발생의 전제조건으로서 신진대사 장애가 있다는 것을 확인했다. 그런데 "칼슘 부족이 발암으로 이어진다"고 하는 의견에 대해서는 반대의견도 있고, 음식 특히 화학비료로 재배된 야채가 마그네슘을 잃고 있기 때문에 발암하는 것이라는 설도 있다.

어찌 됐건 기계문명이 폭주하게 되면서 자연의 산물인 인간에게 있어서는 참으로 달갑지 않은 생활환경이 조성되었다. 그러한 과학기술의 진보에 따라 인간의 생명과 인간의 생리에 어떠한 영향이 미칠 것인가에 대한 가장 중요한 검토가 도외시되었다. 이른바 커머셜 베이스(commercial base, 상업 채산)의 생활혁명이 진행되어 온 것이다. 그에 따라 한편에서는 편리함의 은혜를 받으면서도 다른 한편으로는 건강을 좀먹어온 것이다.

이러한 사실은 파키스탄 북동쪽 지역의 훈자왕국에서는 암은 말할 것 없고 문명병이라 불리는 일체의 병이 존재하지 않는다고 하는 것만으로도 잘 알 수 있다.

기계문명의 폐해는 생활조건의 악화 및 영양조건의 악화라는 형태로 나타나고 있다.

먼저 우리의 생활조건은 최근 얼마 사이에 급격하게 악화되고

72

있다. 물질문명은 눈앞의 편리함만을 추구하여 발전해왔기 때문에 결과적으로 인간을 자연으로부터 소외했다. 분명히 우리의 생활조건은 너무도 인위적으로 되어버렸다.

그리하여 우리 인간의 생리는 물질문명의 급속한 진보에 뒤따라가지 못한 채 여러 가지 면에서 파란을 가져오고 있다. 세상이 너무 편리해짐으로 인해 모두 운동 부족이 되어 체조직의 호흡산소의 활성레벨이 떨어졌다.

이러한 현상에 편승하여 해로운 화학물질이 주변에 범람하고 있다. 화학약품(특히 아스피린, 설파민, 발비탈, 트랭키라이저 등), 식품첨가물, 농약, 합성세제, 불소 등은 적극적으로 호흡조직을 저해하는 화학물질이다.

더욱이 이러한 화학물질은 세포질의 콜로이드(colloid) 성상에 변조를 일으켜 바이러스의 형성을 촉진시킬 가능성이 있는 것이다. 방사선 또한 이러한 화학물질과 같은, 아니 그 이상으로 강렬한 세포장애 작용을 하는 것이다.

우리의 영양조건의 악화도 고려되어야 할 문제이다. 식품분석은 잘 하고 있으나 "인간이 무엇을 먹어야 할 것인가", "우리나라 사람에게는 어떤 음식이 알맞은 것인가" 하는 점에 대해서는 바른 결론을 내리지 못하고 있다. 말하자면 '인간 부재의 영양학'인 것이다.

우리의 새로운 혈액이론에 의하면, 음식은 피가 되고 피는 체세포(살)가 되는 것이니까 당연히 새로운 각도에서 음식물의 질을 고려해 나가지 않으면 안 된다. 신체 구조상으로 보더라도 인간은 명백히 초식동물(바르게 말하자면 곡·채식동물)인데, 육식을 영양 있는 미식이라고 생각하는 일반적 풍조가 만연하고 있다.

바로 이러한 이유로 현대인의 영양조건은 극도로 악화되고 있다. 요즘의 젊은 세대를 보면 체격은 좋아졌으나 체질은 분명히 약해져 있다. 원기가 부족하고 병에 잘 걸릴 수 있는 상태이다. 이런 젊은 세대가 현대 영양학이 가르치는 바에 따라 식생활을 계속해 나가게 되면, 그들 중의 상당수가 암이나 그 밖의 성인병으로 쓰러지게 될지도 모른다.

장족의 진보를 이루었다고 일컬어지는 과학기술로 우리의 생활양식은 일변했다. 확실히 모든 방면에서 편리해지기는 했다. 편리함, 그것이 인류에게 과연 바람직스러운 것인지, 아닌지는 크게 의문시되는 바이지만, 그건 어쨌든지 '과학기술의 발전에 곁들였어야 할 무엇인가가 수반되지 않았던 것은 아닌가'를 생각해 보게 된다. 그 무엇이란 바로 자연의 이치인 것이다.

암 체질의 내면

● 신경·내분비·위장과의 관계 ●

"자율신경이나 내분비 기능의 실조가 발암조건으로 된다"고 하는 설은 발암을 전신적인 입장에서 생각하는 것으로 긍정할 만한 일이다. 실제로 정신적인 스트레스는 자율신경이나 내분비 중추에 현저한 영향을 주면서 그 기능을 흐트러뜨린다. 그리고 그것이야말로 발암의 배경에 공통적으로 존재하는 사정이라고 생각되어질 법도 한 것이다.

"암은 완고의 완(頑)으로 통한다"고 일컬어지는 바와 같이 암환자 가운데는 확실히 꼬장꼬장한 성격의 소유자가 많다. 이런 성격은 당연히 자율신경 기능에도 지속적인 긴장을 일으키게 된다. 이는 또한 전신의 체세포에 휴식을 주지 않는다는 것이기도 하므로 바람직한 상황이 못 된다. 심장의 활동에 수축기와 이완기가 있듯이 자율신경의 기능에도 긴장과 완화가 필요한 것이다.

말할 것도 없이 내분비 기능은 신체활동이나 정신활동과 깊이 연관되어 있다. 예를 들어 남성호르몬은 남성적인 근육질의 육체적 특징을 이루게 한다. 이와 함께 '용기로써 이상을 추구하는 외곬으로 생각하는 성격'도 부여한다. 반대로 여성호르몬은 여성적이고 부드러운 몸을 만든다. 그리고 체내에는 '모든 것을 허용하는 성격'을 심어준다. 이처럼 남녀 간에 정신적, 육체적 특징이 나타나는 것은 성호르몬의 작용 때문이라고 볼 수 있다.

호르몬에는 여러 가지 종류가 있으나 특별히 암과 관계가 있는 것으로는 역시 성호르몬을 들지 않을 수 없다. 현대의학의 치료법에도 호르몬요법이 있는데, 예컨대 전립선암에는 여성호르몬 특히 난포호르몬이 쓰이고, 유방암에 대해서는 어느 정도 남성호르몬이 효과를 보인다.

여성호르몬에는 난포호르몬과 황체호르몬이 있다. 난포호르몬은 생물학적으로는 '발정호르몬'이라 부르는데 더 시원적이며 보편적인 존재이다. 즉, 동물계는 말할 것도 없고(조류 이하의 동물에는 황체호르몬이 없기 때문에 자성호르몬은 주로 이 발정호르몬이다), 식물계(꽃의 꽃술, 야자의 열매, 감자, 사과 등)나 광물계(석탄, 석유 등) 등 자연계에 널리 있는 호르몬이다. 그리고 흥미로운 점은 난포호르몬은 발암성 탄화수소와 비슷한 화학구조를 지니고 있다는 것이다. 그 때문에 인공 합성의 난포호르몬은 발암성을 보이기도 한다. 난포호르몬의 분비가 왕성한 사람은 그렇지 않은 사람보다도 발암하기 쉽다고 생각해도 된다.

렌 박사, 포셰 박사 등에 의하면 발암은 소화기관의 실조에 의해 생긴다는 것이다. 이 점은 나도 동감한다. 무릇 위장이라는 것은 정신적인 스트레스에 민감하고 자율신경이나 내분비계의 영향도 받기 쉬운 기관이지만, 그 이상으로 중요한 의의를 갖는 것은 식생활과의 관계이다. 위장의 활동은 직접적으로 음식의 영향을 받아 그것에 의해서 좌우되는 것이다.

그러나 현대의학이나 영양학은 아직도 그 진실을 모르고 있다. 그렇기 때문에 현대인은 동·서양을 물을 것 없이 크든 작든 간에 위장장애를 일으키고 있다. 이를테면 미국에서 가장 많이 팔리는 약은 변비약이며, 로스앤젤레스에서만도 수십 군데의 세장(관장)소가 아주 번창하고 있다. 일본의 경우 1967년도 전국 최고 개인 소득자가 변비약 제조회사의 사장이었다.

아무튼 갖가지 원인에 의해서 위장장애가 급증하고 있는 현실이다 보니, 암 또한 당연히 증가하게 되어 있다. 여기서 위장장애가 어찌하여 암과 연관되는 것이냐에 대한 사견을 설명해 보고자 한다.

정신적 스트레스에 의해 위장장애를 일으키거나, 혹은 육류나 백설탕을 과잉 섭취하게 되면 장에는 육류의 노폐물이나 독소가 생기고, 또 장내 박테리아도 생리적인 것으로부터 병적인 것으로 변화하여 장내를 오염한다. 오염된 장에서는 지금 말한 바와 같이 노폐물이나 독소, 거기에 갖가지 유해물질이 많이 만들어져 흡수되므로 혈액이 오염된다. 거기에 장내에서 발생한 병적인 바이러스나 박테리아의 부종 같은 것까지 혈액으로 이행한다. 이와 같이 하여 암종을 만드는 기초적인 조건은 갖춰진다.

최근 몇 년 사이에 소화의 생리학의 영역에 있어서 몇 가지 획기적인 새로운 사실이 보고되고 있다. 그 하나로서 독일학파에서는 다음과 같은 폴크하이머 교수의 견해를 인정하려 하고 있다.

"장 점막의 투과성은 의외로 커서, 예를 들면 개한테 맥주 효모를 대량으로 주게 될 때 거의 무상인 채로 그것이 소변을 통해 배설되어 나온다. 그것은 장 점막의 투과성이 현재 일반적으로 알려진 것보다는 훨씬 크다는 것을 뒷받침한다."

우리의 생리학 교실에서도 이러한 사실을 인정하고, 나 역시 이와 비슷한 견해를 발표한 바 있다.

최근 건강한 사람의 혈액을 관찰하면서 알게 된 사실은 우유나 달걀환자의 단백질이 거의 소화되지 않은 채 미세한 액적으로 되어 혈액 속에 흡수되어 있다는 것이다. 이는 우유나 달걀을 즐겨 먹는 사람 가운데 알레르기성 체질 혹은 알레르기성 질환에 고생하는 사람이 많다는 사실을 뒷받침하는 것으로 볼 수 있다. 또 어떤 암학자는 "알레르기성 체질은 암 체질의 일종이다"라고 말하기도 했다.

어쨌든 우유나 달걀의 공통된 점은 어느 것이나 장 점막의 투과성이 현저히 크다고 하는 것이다. 우유와 달걀환자의 단백질을 그대로 통과시킬 정도의 장 점막이라면 당연히 장내에서 생긴 독소, 바이러스 및 박테리아의 부종 같은 것도 통과시킨다는 것이고 또 그래서 그만큼 혈액을 더 오염시킨다는 것이 된다.

소화력이 약하고 음식이 충분히 소화가 안 될 경우, 혹은 장의 수송운동에 이상(이완이나 경련)이 일어나 변비에 걸리기 쉬울 때에 특히 혈액은 오염되기가 더 쉽게 된다. 따라서 암의 예방 및 치료대책의 주안인 정혈을 꾀하기 위해서는, 먼저 정장(整腸)부터 서둘러야 한다. 이를 위해서는 소장에서의 효소, 대장에서의 유산균 활동 등을 강화할 필요가 있다. 구체적인 방법으로는 단식이 가장 효과적이다. 다음에는 강화식품으로서 산소, 유산균, 배아 등을 섭취해야 한다.

한편 숙변의 기계적인 자극이 어디에 가해지느냐에 의해서, 암종의 발생부위도 결정된다고 하는 견해가 있다. 예를 들어 숙변이 맹장부에 있을 경우에는 위암, S상 결장에 있을 경우에는 식도암, 그리고 결장 전역에 걸쳐 있을 경우에는 직장암이 생긴다는 것이다.

이 숙변을 완전히 배제하기 위해서는 단식이 가장 좋은 방법이다. 단, 단식요법은 현대의학에서 불치의 만성병 치료에 유효한 것이기는 하나, 위험도 뒤따르는 것이므로 사전 지식 없이 무조건 행하면 안 된다.

또 숙변 제거를 위해서는 일상 식생활에 있어서 되도록 육류, 우유, 달걀, 화학조미료, 백설탕을 피하면서 현미식, 채식으로 전환할 것이 요청된다. 동시에 적당한 운동이나 체조를 하도록 마음 쓸 때 숙변의 축적을 피할 수 있을 것이다.

만약 우유가 암을 예방한다고 하는 주장이 있다면 그것이 완하제로서 장내의 청소를 하기 때문일 뿐이다. 그것이 장내의 숙변을 제거한다고 할 때 식도암이며 위암이 줄어들 것은 틀림없다. 그러나 우유, 달걀은 간장이나 장에 부담을 준 끝에 나중에는 그 작용을 약화시키게 됨으로써 혈액 속의 노폐물을 처리 못하게 되고 그로 인하여 발암의 기초 조건인 혈액의 오염을 초래한다. 또 이때 간암이나 장암이 유발된다.

식물성 기름에 방심하지 말라

　암과 지방과의 관계에 대해서는 단백질이나 탄수화물의 경우와 같이 아직 분명해지지 못한 대목이 많다. 담암동물을 사용한 실험에서도 지방 특히 동물성의 포화지방산은 암 증식에 대해서 오히려 촉진적 작용을 하고 있다는 것이 여러 학자에 의해서 인정되고 있다. 그러나 그 실험 결과를 그대로 인체에 적용시킬 수 있는 것인가, 왜 지방은 암 증식성에 작용을 하는 것인가 등등 여러 가지로 모르고 있는 점도 남아 있다.

　결론적으로 말하면 인체에 있어서도 지방 특히 동물성 지방은 발암성 또는 암 증식성에 작용하는 것이라고 생각되고 있다. 실제로 암환자의 식력을 조사해 볼 때 그러한 사람이 많다. 최근의 연구에서도 동물성 지방에는 콜레스테롤이 많을 뿐만 아니라 그 지방산의 성질이 주로 포화지방산이면서 동시에 불포화지방산이 적기 때문에 혈액 속의 콜레스테롤의 양을 더 늘리게 된 사실을 알게 되었다.

앞에 언급한 바와 같이 동물성 지방은 이중으로 콜레스테롤을 증가시킨다. 그 과잉은 혈관·심장병(고혈압, 동맥경화, 협심증 등)을 유발할 뿐만 아니라 발암 공작에도 중요한 구실을 하고 있는 듯하다.

"태양광선을 계속하여 쬐고 있으면 피부암이 된다. 그러니 되도록 태양광선을 안 쬐도록 해야 한다"는 설이 있다. 만물을 생육한 태양으로서는 심히 못마땅한 말이 아닐 수 없다. 사실 외국의 어부나 선원 가운데는 손이나 얼굴에 발암하는 사람이 적지 않다. 그러나 그것만으로 곧 태양광선이 암 인자라고 판단하는 것은 성급하기 그지없는 생각이다.

하여간 요즈음 일본에서도 "일광욕을 하지 말라"고 하는 말이 신문의 건강란 같은 곳에서 자주 게재되고 있는 터이지만, 이 또한 중요한 것을 놓치고 있다. 왜냐하면 외국에 비교할 때 일본의 어부나 선원의 피부암은 아주 미미한 것이기 때문이다. 태양광선 외에 더 본질적인 잘못이 있어서 그로 인해 피부암이 생기기도 하고, 안 생기기도 한다는 사실을 알아야 한다.

그보다 본질적이라는 것이 무엇인가 하면, 그 하나는 바로 '콜레스테롤'인 것이다. 콜레스테롤은 동물성 지방 속에 많이 포함되어 있는 스테로이드의 일종이다. 또 부신피질호르몬이나 성호르몬도 스테로이드이므로 콜레스테롤과 이 호르몬들은 서로 친구 사이라고 할 수 있다. 그 과잉된 콜레스테롤이 피부조직에서 자외선의 작용을 받아 전형적인 발암물질, 즉 안트라센계의 형광물질로 변하게 되기 때문에 피부암이 생기는 것으로 생각되고 있다.

이치가 이러하기 때문에 태양광선이 나쁜 것이 아니라 과잉된 콜레스테롤을 체내에 보유한다는 것이 문제이다. 이렇게 볼 때 외국의 어부나 선원에게 피부암이 많은 반면 일본에서는 비교적 적다는 이유나, 또는 "일광욕을 하지 말라"고 하는 따위의 말이 얼마나 엉터리 얘기인지를 알 수 있을 것이다.

워터맨, 로포, 드마크 등의 견해에 의하면 200℃ 이상으로 가열된 유지에는 발암작용이 있다는 것이다. 그 까닭은 자외선뿐 아니라 열에 의해서도 유성(油性)물질이 발암물질(안트라센계의 형광물질)로 변화되기 때문이라고 한다. 또 생쥐한테 위암을 만들기 위해서는 이 가열된 기름을 3년 동안 투여해야 한다고 하는데, 인체로 환산한다면 약 20~30년간 투여되는 것이다. 그러나 그렇다고 해서 안심할 수는 없다. 사람이 쥐보다 이 가열된 기름에 대해서 더 예민할지도 모르는 일이기 때문이다.

아무튼 동물성 지방은 되도록 안 먹는 것이 좋다. 태양광선을 멀리하는 것보다도 동물성지방의 포화지방산이나 콜레스테롤을 멀리하는 편이 훨씬 더 근본적인 문제인 것이다.

그러면 식물성의 불포화지방산은 어떨까. 일반적으로 "동물성 지방은 나쁘지만, 식물성 기름은 좋다"고 생각하는 경향이 있는 데 이 점에 대해 말해보고자 한다.

식물성의 불포화지방산은 포화지방산과 달리 혈액 속의 콜레스테롤을 저하시킨다는 사실이 알려져 있다. 그래서 암에 대해서도 효능이 있는 것이라고 생각을 한다. 하지만 여기서 조심해야 할 것은, 요즘의 순식물성 기름 역시 화학적 용제(예컨대 벤진)를 사용하여 화학적으로 추출해낸다는 사실이다.

그 옛날에 틀로 눌러서 짰던 그런 자연유와는 달리 현재 시판되고 있는 순식물유라는 것은 화학적 방법에 의한 공업유라는 것을 알아야 한다. 이 화학적 공업유가 자연유보다는 수량도 많고 생산함에 있어 편리하기도 한 것이지만, 사실인즉 리놀산(linolic acid) 따위의 다불포화지방산이 격감되어 있는 것이다. 따라서 화학약품을 사용하여 추출해낸 공업유가 아니라 원시적으로 기계적으로 짜낸 진짜 자연유를 찾아서 먹도록 해야만 하는 것이다.

다불포화지방산의 리놀산은 '비타민 F'라고도 불리는 인자로서 여러 가지 생리작용을 갖고 있다. 그 주요한 것들을 살펴보면, 먼저 리놀산은 세포막의 구축재료로서 필수불가결한 존재이며, 세포의 정상적 방수력을 보전하는 데도 구실하고 있다. 또 간장기능에도 관계하며, 그 지방(질)대사의 원활화를 도모하고 있기도 하다. 지방대사 중에서도 특히 콜레스테롤 대사에 관여하므로 리놀산이 부족하게 되면 체내에는 콜레스테롤이 쌓이고, 그 때문에 담석이 생기기도 하는 것이다.

본디 리놀산은 신경조직 속에 많이 포함되어 있다. 그래서 리놀산이 결핍되면 자율신경기능의 실조를 초래한다. 또 리놀산은 포스파타아제나 피토크롬의 효소 소재로서도 중요하다. 그런가 하면 효소의 토대가 되는 리포프로테인의 빠뜨릴 수 없는 구성성분이다. 이런 까닭에 리놀산이 결핍되면 생체 안의 산화·환원기능에 변조가 생기는 것이다.

지금까지 말한 바와 같이 식물성 기름에 포함되어 있는 리놀산(혹은 리놀레인산 같은 다불포화지방산)은 가장 긴요한 생체기능에 관여하고 있다. 그것은 자율신경이나 효소기능과도 밀접하게 관련되어 있기 때문에 그 결핍이 발암조건을 갖추게 한다.

사실 프랑스의 라빈송 박사의 저서《암-신경내분비중추의 쇠약에 기인하는 병》에 의하면 "자율신경기능의 이상이나 내분비평균의 불균형이 암을 유발한다"는 의견이 있는데 그런 의미에서도 리놀산(비타민 F)의 결핍이 발암조건이라 생각하여도 무리는 아니다.

또 콜레스테롤에서 만들어지는 담즙산이 어떤 형태로든 발암의 조건에 관여하고 있는 듯한 혐의도 있다. 물론 담즙산이 생리적인 사이클에 따라 자연적인 변이를 보일 때는 문제되지 않으나, 담즙산 사이클에 변조가 생길 때의 이야기이다.

담즙산의 주성분은 콜산 및 데스옥시콜산 따위인데, 이들의 화학구조는 모두 석탄 타르에서 분리된 발암물질(특히 다환탄화수소의 농축류)인 콜란트렌과 아주 비슷하다. 아직 생체 안에서의 증명은 안 되었지만, 시험관 안에서는 데스옥시콜산에서 메틸 콜란트렌(발암성 탄화수소)이 합성되고 있는 것이다.

지금부터 20년 전쯤, 나의 혈액생리학 교실에서는 "콜산 및 데스옥시콜산 등의 담즙산이 혈액이나 체세포에 대하여 어떠한 영향을 미치는가"에 대한 연구가 행해진 일이 있었다.

그 결과 각 담즙산은 체조직의 효소기능이나 혈액응고기능(그것도 산소의 작용에 의한 것)을 저해한다는 것, 또 체세포나 적혈구 외세포질의 성상에 변화를 주어 콜로이드계의 과립화를 촉진시킨다는 것 등 여러 가지 점이 명백해졌다.

이와 같은 결과를 통하여 정상적인 담즙산 사이클에서 벗어난 담즙산이나 그 유도체가 어떤 경우에는 발암조건이 되는 것이라고 생각할 수 있게 된 것이다.

최근 서구의 암학자들 사이에서도 암을 전신병으로 파악하는 풍조가 나타나는 것은 참으로 반가운 현상이다. 암을 전염병으로 생각하거나, 또는 국소병이라 생각하는 차원에서 맴돌 때는 결코 암 대책은 서지 않는다.

앞에서 언급한 프랑스의 라빈송 박사도 자율신경이나 내분비기능의 이상이 물질대사(음식의 소화·흡수·배설)를 혼란시키면서 조직기능의 변조를 초래하여 발암한다고 이해하고 있는데, 그 생각은 정당한 것이다.

어쨌든 전체적으로 이야기할 때, 동물성 지방은 발암성에 작용하고, 진짜 식물성 기름(공업적·화학적으로 추출된 것이 아니라 리놀산 따위의 다불포화지방산, 즉 비타민 F를 포함한 기름)은 항암성에 작용한다고 생각되고 있다. 이러한 점을 잘 고려하여 지방(식용유)의 선택에 잘못이 없도록 해야 할 것이다.

우유는 암 예방을 할 수 있나

1ha의 콩밭에서 생산되는 단백질은 한 마리의 젖소가 1ha의 목초를 먹고 생산하는 우유단백에 비해 10배 이상은 될 것이다. 더구나 같은 수입을 얻는데 있어 젖소의 경우는 콩의 경우보다 2.5배의 노력이 더 필요하다. 이와 같이 토지 이용 및 노력의 측면에서 보더라도 낙농업은 참으로 헛수고가 많다.

흥미 있는 일은 이러한 점에 대한 반성은, 광대한 토지를 가지고 있는 미대륙에서 절실하게 하고 있다는 사실이다. 그 증거로 이 나라의 시장에는 각양각색의 모조 우유가 나돌면서 실제로 소비되고 있다. 함유성분은 단백질로서 카세인·소다, 지방질은 코코야자유, 당질은 옥수수 시럽, 거기에 미네랄, 비타민이 덧붙고 다시 식품첨가물로서는 유화제, 착색료 및 점성을 지니게 하기 위해 해조가 쓰이고 있다.

아직도 기술적으로 개혁하지 않으면 안 될 점이 남아 있다. 그

문제들이 해결되면 아마도 우유 이상 가는 음료가 연구 개발될 것이다. 그러나 문제는 그러한 우유 이상의 음료가 개발되었다고 해도 아마 '○○우유' 혹은 '○○밀크'와 같은 명칭이 쓰일 것이라는 점이다. 거기에서 우유라고 하는 엉터리에 대한 우리의 맹신을 엿볼 수 있게 된다. 그러므로 과연 우유 같은 것이 우리에게 그렇게 좋은 것인지 잘 생각해보지 않으면 안 된다.

아기는 어머니의 젖꼭지에서 젖을 빨아 먹고 자란다. 이 젖을 냄비에 넣어서 끓인 다음 아기에게 먹이는 경우를 가정해 볼 수 있겠는데, 그렇게 하면 아기는 영양실조에 걸려서 죽게 된다.

젖무덤에 착 달라붙어서 먹으면 왜 순조롭게 자라는가 하면 그것은 날젖, 다시 말하면 유산균이 있는 모유를 먹을 수 있기 때문이다. 이에 반해서 아침마다 배달되는 시판되는 우유는 저온살균 혹은 초고온 순간살균되어 있어서 유산균이 없다. 또 여러 가지로 영양성분의 변질도 생긴다. 따라서 이런 우유로는 송아지도 만족스럽게 자랄 수 없다. 사람은커녕 송아지도 만족스럽게 키울 수 없다는 말이다.

젖소가 농약이나 방사능이 묻은 목초나 인공사료를 먹기 때문에 그것이 소의 체내에 농축되어서 상당한 분량이 젖 속에 함유되게 된 것이다. 또 젖 짜기의 부자연스런 자극이 끊임없이 주어지기 때문에 유선염을 일으킨다. 그래서 그 치료를 위해 항생물질을 쓰게 되고 그것이 젖 속에 스며들어가게 되는 것이다.

그런가 하면 호르몬제도 나온다. 젖이 많이 안 나오는 소한테 성장호르몬을 주사하기 때문이다. 심한 경우에는 신경안정제가 검출되는 수도 있다. 젖소도 사람과 마찬가지로 초조해 하거나 노이로제가 있으면 젖이 안 나오게 되니까 정신상태를 안정시키기 위하여 트랭키라이저 따위를 투여하기 때문이다.

이와 같이 시판되는 우유 안에서는 전혀 뜻밖의 물질들이 검출되기 때문에 실제로 검사를 해본 사람이면 열린 입이 안 다물어질 때가 있다. 송아지도 못 키울 우유에는 이런 갖가지 유해물이 함유되기에 이른 것이다. 그리고 이 오염의 경향은 앞으로 더해가게 될 상황 속에 있는 것이다. 그 위에 우유회사에서는 우유의 유질안정제나 방부제로서 과산화수소나 항생물질을 첨가하고 있다.

따라서 다른 데서 배양시킨 원기 왕성한 유산균을 시판하는 우유에 이식하게 되면 번식하기는커녕 도리어 죽어버린다. 이런 판이니 인공영양아의 장내에는 유산균은 없고 잡균투성이어서 그 때문에 병골인 허약아로 되어버리는 것도 당연한 결과라 할 것이다. 지금 한창 생겨나고 있는 알레르기 체질의 중요한 원인의 하나가 바로 이 우유에 있다. 또 혈액의 암이라고 일컬어지는 백혈병이나 아토피도 내가 조사한 범위에서는 100% 인공영양아의 병이었다.

주지하는 바와 같이 방사능도 농약도 모두 발암인자인 점에서 살필 때 우유를 마시는 것이 암을 예방하는 길이라는 말은 대단히 의아스러운 것이다. 아니 의아스럽기보다는 이런 사고방식은 대단히 위험한 것이다. 혹시 위암이 우유를 마시는 것(그에 따르는 다른 생활조건의 변화)에 의해 줄어들게 될지 모르겠지만, 췌장암 같은 다른 부위의 암은 도리어 늘어나게 될 것이다. 엄밀하게 조사해 보면 아마 그런 결과로 되어 있을 것임에 틀림없다.

사실 나고야에서 열린 1967년의 일본암학회총회에서도 국립 암센터의 이시이 가미오 박사는 다음과 같은 보고를 했다.

"췌장암의 발생위험률은 농·어업에 종사하는 사람을 1로 하면 관리직(과장·부장·사장)에 있는 사람의 경우는 17배가 된다. 또 일반적으로 사회적 지위가 높고 생활수준이 높은 사람일수록 췌장암에 잘 걸린다. 그런 의미에서 위암과 역의 관계에 있다. 또 식생활과의 관계를 조사해 보면 날마다 술 마시는 사람의 발생위험률은 195배, 육류를 좋아하는 사람은 22.5배, 그리고 우유를 많이 마시는 사람은 5배이다."

이와 같은 보고를 보더라도 우유도 육류나 달걀과 같이 발암조건이 된다고 하는 사견이 결코 잘못된 것이 아님을 알 수 있을 것이다.

굳이 우유의 이점을 든다고 하면 그것이 설사를 하게 하는 것

정도라 할까. 사람에 따라 강한 설사제로도 되고, 완하제로도 된다. 이것만이 우유의 가치라고 말할 수 있는 것이다. 왜냐하면 현대인들은 육류·달걀·설탕 같은 못된 것만 잔뜩 먹어서 병에 걸리게 될 상태에 있는 것이므로 우유를 마셔서 남아도는 것을 빨리 내려가게 한다면 그만큼 득이 될 것이기 때문이다. 그러나 이 또한 정도 문제로서 날마다 마시게 되면 전술한 바와 같은 갖가지 나쁜 측면이 나타나게 된다는 점을 각오하지 않으면 안 된다.

또 앞서 언급한 바와 같이 지금 알레르기 질환이 늘어나고 있는 것도 우유·달걀의 과잉 섭취가 원인이 되고 있다. 어린아이의 알레르기성 체질이나 그에 의한 천식이나 만성습진 같은 것은 거의 틀림없이 우유나 달걀을 많이 먹은 데에 기인하고 있다. 어른도 우유나 달걀을 많이 섭취하게 되면 아무래도 피부가 약해진다. 피부가 약해진다고 하는 것은 몸의 표면뿐 아니라 내장까지 약화되고 있음을 뜻하는 것이다.

특히 현대인의 장 점막은 대단히 약해져서 그 작용이 쇠퇴해 있다. 예컨대 달걀흰자나 우유 속의 단백질의 일부는 충분히 소화되지 않고 그대로 장벽을 통과하여 혈액 속으로 들어간다. 즉, 패혈증에 가까운, 말하자면 전구적 패혈증 상태의 사람이 비교적 많아지고 있다.

영양의 혼란이 혈액을 더럽히고 몸을 허약하게 하고 있는 것인데 그 허약한 몸은 영양물을 영양으로서 섭취 못하고 점점 더 혈액만 더럽히고 있는 것이다. 말하자면 악순환의 되풀이인 셈이다.

그런데 이와 같은 혈액 이상은 잘못된 음식물이나 위장의 기능 약화에서 일어나게 된다. 내가 거듭 지적한 바와 같이 육류나 백설탕이 건강에 좋지 않다고 하는 것은 이들이 위장의 활동을 약화시키고 혈액을 더럽히기 때문이다. 그런 의미에서 이들은 곧 전형적인 발암식품이고 우유·달걀 역시 그 범주에 넣어야 할 식품인 것이다.

프랑스의 A. 보장 박사도 우리와 마찬가지로 우유는 발암식품이라고 생각하고 있다. 그의 논거를 간단하게 말하면 다음과 같다.

"우유에는 무기질의 구리가 아주 적고 구리의 결핍이 혈액 카탈라아제(Katalase, 과산화수소를 분해, 조직세포의 기능을 정상으로 하는 데 필요한 효소의 활성)를 감소시킨다. 주지하는 바와 같이 암환자의 혈액 및 간장 카탈라아제의 활성치를 조사해 보면, 그것은 분명히 저하한다. 그러므로 이러한 카탈라아제 활성치를 저하시키는 조건들은 발암조건이라 생각해도 좋은 것이다.

더구나 작금에 성행되고 있는 화학농업, 특히 질소비료를 준 토양에서 구리의 결핍이 많으며 그러한 땅의 야채나 목초에서 사육된 젖소의 젖에는 구리가 거의 포함되어 있지 않다. 그러니 이런 조건 아래 있는 우유를 마구잡이로 마시게 되면 아무래도 혈

액 카탈라아제 활성치는 격감되게 된다. 말이 나온 김에 덧붙이
고자 하는데, 이 혈액 카탈라아제는 혈액의 붉은 색소인 혈색소
의 합성에도 관련되어 있으므로 우유 애용자는 빈혈이 되기 쉽다.
우유에는 구리가 적기 때문에 혈액 카탈라아제의 활성치가 떨어
지기 때문이다."

참고가 될 것 같아 흥미 있는 연구를 한 가지 소개하고자 한다.
담배 잎사귀의 세포를 과산화수소로 처리하면 바이러스가 만들
어진다. 그것은 과산화수소와 저분자의 핵단백이 결합되어(변성고
분자화하여) 바이러스를 형성하는 모양이라고 야마후치 씨는 설명
하고 있다. 있을 수 있는 이야기이다.

이 과산화수소를 분해하는 효소가 카탈라아제인 것이니 그 활
성치의 쇠퇴는 필연적으로 조직세포에 과산화수소를 불린다는
것으로 된다. 그리고 이 과산화수소가 핵단백에 작용하여 바이러
스를 만드는 것이다. 그러므로 우유가 암을 예방한다는 말을 믿
는 것은 잘못이다.

육류, 백설탕도 발암식

    최근 유럽의 채식주의자들에게 아주 경악할 만한 일이 일어났다. 그것은 덴마크의 완전 채식주의자로서 유명한 레그넬 안데르센 부인이 암으로 사망했다는 사실이다.

    그 부인은 독일의 채식운동 지도자인 빌히어 베너 박사의 의견에 공명하여, 그의 사상을 덴마크에 전파하는 데 열성을 보였다. 그리고 그 부인 자신도 빌히어 베너 박사의 식사법을 철저하게 실천했는데도 암에 걸려 세상을 떠난 것이다.

    이 비극은 유럽의 채식주의자들에게 "생야채만 많이 먹으면 된다"고 하는 안이한 생각은 오히려 위험하다는 것을 가르쳐 주었다. 이런 의미에서라면 도리어 환영할 만한 비극이었다고도 말할 수가 있다. 만연히 생야채를 먹는 가운데, 그것으로 채식주의를 실천하고 있는 것이라 생각해서는 안 된다.

    우리가 기회 있을 때마다 "음식 먹는 원리를 배우라"고 말하여

온 것도 잘못된 채식 실천자가 많기 때문이었다. 채식주의를 실천함에 있어서 반드시 염두에 두지 않으면 안 될 두세 가지 문제점이 있다.

예컨대 체질은 양성이냐 음성이냐, 계절은 여름이냐 겨울이냐, 혹은 얕은 곳에 사는 해산물(작은 새우나 해조류)을 먹을 것이냐 아니냐 같은 것이 그것이다. 이러한 문제에 대해서는 나의 저서《건강과 미용의 식생활》,《태어난 다음에는 이미 늦다》등을 참고하기 바란다.

그건 그렇고, 레그넬 안데르센 부인의 혈액이 약알칼리성으로 기울어 있었던 것은 거의 의심할 여지가 없다. 일반적으로 유럽 여러 나라에서는 알칼로시스(Alkalosis, 혈액 pH의 강알칼리화)를 발암 조건으로 보고 있으며, 그래서 레그넬 안데르센 부인의 죽음도 당연한 결과라고 받아들여지고 있다.

일본에서는 아시도시스(Acidosis, 혈액 pH의 강산성화) 폐해만이 강조되고 있을 뿐 알칼로시스의 폐해는 간과하고 있지만, 이것도 충분히 검사되어야 하고 주의가 요청되는 것이다.

일본의 어떤 고명한 암학자가 자기 자신이 암에 걸렸을 때, 암 예방식으로 육식을 하였다고 말한 적이 있다. 이 또한 우리의 입장에서는 이해하기 곤란한 일이다.

얼마 전에는 한 좌담회에서 어떤 영양학자가 "흔히 육류는 산성식품이라고 말하는데, 식품으로서의 산성도는 현미 쪽이 3배나 강하다. 그러므로 현미가 육류보다 좋다고 말하는 것은 이상하다"는 말을 했다.

이런 말은 영양사를 대상으로 한 강연회 같은 데서 가끔 받게 되는 질문이기도 한데, 상당히 많은 사람들이 그렇게 생각하고 있는 듯하다. 아마 암에 걸렸던 그 학자도 그렇게 생각했던 것이 아닌가 추측된다.

분명히 식품의 산성도로서는 쇠고기가 5.00이고, 현미는 15.48이라고 하는 수치가 나타나 있다(다만 이 수치는 식품의 회분의 퍼센트에 그 회분의 알칼리도를 곱한 것이다). 그러나 이것은 어디까지나 식품으로서의 산성도일 뿐, 체내에 들어가서 어떻게 변화하고 실제로 혈액에 대하여 어떠한 영향을 미치는가에 대해서는 전혀 고려된 바가 없다. 다시 말하면 식품분석학상의 산성도이지 생리학적인 실제상의 산성도는 아닌 것이다.

잘 알려져 있는 바와 같이 육류는 장내에서 산이나 노폐물을 다량 생산해낸다. 그리하여 생리적인 장내 박테리아의 상태를 혼란시키기도 하고 유산균을 부패균이나 그 밖의 유해균으로 변화시키기도 하므로, 그 영향은 혈액에까지 미치게 된다.

지난날 일리야 메치니코프가 유산균 장수법을 주창한 것도 육식자들에게 공통되는 장의 오염을 유산균으로 정화하자고 하는 발상이었던 것이다. 그리고 그 발상은 옳다. 옳을 뿐 아니라 더더욱 그 필요성이 통감되고 있다.

또 현대의학은 암환자에 대한 이상적인 처방이라는 것을 모른다. 특히 풍부한 동물성 단백질을 줄 것인가, 아닌가는 중요한 과제인 채로 견해가 통일되어 있지 않다. 이는 암환자뿐 아니라 건강한 사람에게 있어서도 중대한 연구과제로서 여러 각도에서 충분히 자세하게 살펴 연구하고 실험되지 않으면 안 될 문제이다.

암과 육식에 관해서 아직도 분명한 결론을 못 내리는 것은 동물실험이나 임상사례 등의 연구결과가 제멋대로이기 때문이다. 예를 들면 동물실험에 있어서는 "저단백식보다 고단백식이 암의 증식을 억제한다"고 하는 결과가 나왔는가 하면, 이와 달리 "저영양·저단백의 상태대로 두면 암의 성장은 정지한다"고 하는 최근의 보도도 있다.

그러나 우리의 실험결과에 의하면 암은 저영양 상태에서 자궤하는 것으로 보고 있다. 또 인간의 암에 있어서는 영양과잉이 도리어 병상을 진행시키고 악화시킨다고 하는 의견으로 기울고 있다. 이런 사실은 상식적으로 생각해도 알 수 있는 일이다. 단식 중의 비교적 저영양 상태에서는 암뿐 아니라 다른 대부분의 문명병이 거의 소멸했다고 하는 사실을 통해서도 쉽게 판단될 수 있는 일이다.

이미 말한 바와 같이 실험동물과 인간과의 사이에는 전혀 상반되는 결과가 나온다. 그것은 마치 실험적인 동물암과 자연적인 인간암의 배경이 각기 대단히 다르다는 것을 말해 주는 것 같기도 하다. 우리는 역시 인간에 대해서 행해진 연구결과를 체험적 사실로서 존중하지 않으면 안 되겠다.

M. 카손 박사도 "암환자의 식사 내용은 필요한 최소한의 칼로리로 억제하여 신선한 야채 중심으로 하면서 나트륨보다 칼륨을 많이 섭취하고(육류에는 나트륨이 많고, 야채에는 칼륨이 많다), 여기에다 간장 엑기스나 갑상샘(갑상선)의 건조분말 같은 것을 가미하면 좋다"고 말하고 있다. 이는 현재의 시점에서는 비교적 온당한 견해라고 할 수 있다.

이번엔 이야기를 백설탕과 암으로 옮겨 보자. J.E. 베커 박사는 백설탕의 소비와 암의 발생률과의 사이에는 통계적인 상관성이 있어서, 전자가 증대하게 되면 후자 또한 증대한다고 한다.

실제로 암환자 가운데는 단것을 좋아하는 사람이 많다. 일반적 풍조로 되어 있는 육식 과잉은 분명히 발암의 중요한 조건이지만, 또 하나의 조건으로서 백설탕의 과잉 섭취를 들지 않으면 안 된다. 육류든 설탕이든 어느 것이고 미각에는 좋은 것이지만 그것들은 혈액을 오염시키기 쉬운 나쁜 식품의 하나이다.

설탕 문제와 관련하여 당뇨병 환자가 발암하기 쉽다고 하는 점에 대해 설명할 필요가 있다. 이 병은 이상하게 증가한 혈액 속의 포도당이 소변 속으로 배출되는 병이다. 현대의학에서는 이것을 '췌장호르몬인 인슐린의 분비부족에 의해서 일어나는 병'이라고 생각하고 있지만 단지 그것만이 원인은 아니다.

르네 뒤포스가 말한 바와도 같이 인슐린 주사에 의해서 당뇨병 증상이 일시 억제된다고 해서 그 인슐린 분비 부족을 당뇨병의 원인으로 생각해버리는 것은, 마치 물이 불을 끈다는 이유로 물 부족이 곧 화재의 원인이 되는 것이라 말함과도 같다. 화재의 원인인 불씨는 부자연스런 식생활에 있다는 것을 잊어서는 안 된다.

당뇨병에 걸린 사람의 몸에서는 섭취된 탄수화물의 산화분해(즉 조직호흡)가 현저하게 쇠퇴되어 있다. 다시 말하면 당뇨병이란 체조직에 있어서의 호흡이 행해지지 않고 탄수화물, 특히 당질이 혈액 속으로 섞여든 상태인 것이다.

거기에 전술한 바와 같이 암조직은 정상적인 호흡을 할 수 없는 것인데, 그곳에서는 호흡이 아니라 그보다 낮은 차원의 해당(발효)에 의해서 에너지가 나오고 있다. 그렇기 때문에 당뇨병이라는 병은 일종의 전신적인 전암상태라고도 할 수 있는 것이다.

우리의 혈액에는 쿠션작용을 하는 완충계가 있어서 강산성으로도 강알칼리성으로도 안 되게 한다. 그 이유까지를 합쳐서 생각해 볼 필요가 있는 것이다. 혈액은 하나의 움직이는 조직이다. 그렇기 때문에 다른 장기조직이 그러하듯, 우선 혈액 그 자체의 항상성을 지니지 않으면 안 된다. 특히 움직이는 조직으로서 끊임없이 다른 장기조직과 접촉을 계속하고 있는 만큼 엄격하게 그 항상성이 요구되고 있는 것이다.

그래서 다음의 세 가지 작용으로 그것을 온전하게 잘 지켜나가려 하고 있다. 첫째는 혈액 그 자체에 이른바 완충계가 있어서 자주적으로 자기제어를 하고 있다는 것, 둘째는 폐장에서의 가스 교환의 작용, 그리고 셋째는 신장에서의 소변의 생성 작용으로, 혈액은 이러한 것과 밀접한 관계를 맺으면서 혈액완충작용이 일어나는 것이다.

예를 들어 신장이 혈액의 성상을 일정하게 지키기 위해 얼마만큼 적극적으로 작용하고 있는가는 소변의 변화로도 살필 수가 있다. 보통 소변으로는 혈액에서 과잉된 산(유산·탄산·닌산)이 배설되기 때문에 그 pH(수소 이온 농도)는 산성을 나타내지만 때로는 알칼리성으로 변하기도 한다. 과로나 두뇌노동의 지속, 그 밖의 쇼크로 알칼리성화하는 것이다.

그것은 소변 안에 나트륨의 배설이 증가했기 때문에 생긴 것인데, 혈액에서나 소변에서도 그렇지만 산과 알칼리의 균형에 주역을 맡은 원소가 바로 나트륨인 것이다. 이 나트륨의 동정에 의해 체액의 항상성이 컨트롤되고 있다고 생각해도 좋다.

그러나 저러나 소변의 알칼리화는 하나의 위험신호이다. 특히 아침에 막 일어났을 때 누는 소변이 알칼리성일 때는 문제다. 그 것은 정신적 혹은 육체적 피로가 풀리지 않았다는 증거가 되는 것 이므로, 알칼리 소변이 계속되는 것에 대해서는 주의를 하지 않 으면 안 된다.

정신적 긴장 끝에 충분히 수면을 못 취하게 될 때 알칼리 소변 이 되기 쉽다. 이럴 때는 만사 제치고 긴장을 풀고 몸을 쉴 일이 다. 같은 운동이라도 오락이라는 요소를 띄게 될 때는 더 효과적 인 법이다. 그래서 이튿날 아침 소변의 성상이 산성으로 되어 있 으면, 일단 혈액 pH도 잘 조절되어 있는 것이라 해석해도 좋을 것이다.

그런데 암환자의 초기에는 pH가 산성화하는 수도 있고 그렇지 않을 수도 있다. 그러나 그 액에는 독소나 바이러스, 그 밖의 유해 물질이 포함되어 질적인 변화가 진행되어 있는 것이다. 이와 같은 문제에 대해서는 앞으로 과학기술이나 검사방법이 진보됨에 따 라 새로운 사실이 발견될 것이다.

앞에서 암의 초기에 있어서는 혈액의 pH가 반드시 산성화한다 고 할 수 없다고 말했다. 그렇다고는 해도 혈액 pH가 전혀 변화 없는 것은 아니다. 병의 진행에 따라 혈액이 알칼로시스로 이행하 는 경우도 적지 않기 때문이다. 특히 성호르몬(스테로이드) 과잉이 그 배경에 있는 경우나, 구토로 위액의 결핍이 생기는 경우에 혈액은 알칼로시스로 되기 쉽다.

이 점에 관해서 슬로스나 레딩 또는 다른 여러 연구자들은 암환자에게는 알칼로시스 경향이 항상 있고, 또 이것이 암의 발생과 발육을 촉진하는 암 특유의 변화라고 강조하고 있다.

지금 유럽의 진보적인 의학자들 사이에서는 알칼로시스 발암설을 기초로 하여 예컨대, 유산이나 마그네슘을 이용한 요법 등이 시도되어 상당한 실적을 올리고 있다. 아마 그것은 그것대로 옳은 것이리라. 그렇지만 토양과 농작물, 식사 내용이나 체질 따위와도 크게 차이가 있는 것이니만큼 바다 건너의 알칼로시스 발암설을 액면 그대로 받아들일 수도 없는 일이다.

우리의 체질에는 양성과 음성이 있으므로 암종의 성립에 있어서도 두 가지 코스를 생각할 수 있다. 다시 말해서 산성식품의 과잉 섭취로 인해서 적극적으로 혈액이 오염되어 가는 경우와 지속적인 강알칼리 식품이 혈액이나 체세포의 질을 약화시키거나 호흡을 저해하거나 하여 생체방어기능을 떨어트려서 소극적으로 혈액이 오염되어 간다고 하는 과정을 생각할 수 있다.

따라서 암의 식사요법에 있어서도 이러한 사정을 배려하여 그 사람, 그 체질에 알맞은 방법을 채택하지 않으면 안 될 것이다.

어쨌거나 암종은 지금 말한 바와 같은 혈액의 오염, 즉 패혈증을 전제로 하여 생기는 것으로, 그 본래의 생리적 의의는 혈액 속의 독소의 중화나 노폐물의 처리에 있다고 생각된다. 그리고 암종이 발생하는 부위는 체내에 있어서 끊임없이 자극을 받고 있는 약점이라고 할 수 있다.

담배 폐암설은 정말인가

"담배를 피우면 폐암이 된다"고 하는 문제에 대해서, 얼마 전 미국의 전문가 7명이 최종적인 결론을 내렸다. 즉, 폐암으로 죽는 사람은 날마다 담배를 40개비 이상 피우는 사람 가운데서는 10명에 1명의 비율이고, 또 담배를 피우지 않는 사람은 275명에 1명의 비율이라고 한다. 다시 말하면 하루 40개비 이상 피우는 사람은 안 피우는 사람에 비해 28배나 더 많이 폐암으로 죽는다는 말이 된다. 일본에서의 조사결과 또한 이와 거의 같았다.

또 미국 폐장외과의 권위자인 안프로즈 다람 박사의 조사에 의하면, 폐암환자 200명 가운데 95.5%는 20년 이상에 걸쳐 매일 20개비 이상의 담배를 피워온 사람들이었다. 그러나 평생 담배를 입에 대지 않았다는 사람도 단 한 사람이지만 이 안에는 포함되어 있었다.

우리는 이에 대해 다른 방면에서 생각해 볼 필요가 있다. 1967년에 도쿄 우에노동물원에서는 약 60마리의 동물들이 암으로 죽어 갔다. 그 이후로도 해마다 암으로 죽는 동물의 수는 늘어나고 있는 모양이다. 그 중에서 유럽 늑대를 비롯한 몇 마리의 동물은 폐암으로 죽었는데, 이 동물들이 담배를 피웠다든지 한 것은 아니었으리라.

그렇다면 폐암의 원인은 더 보편적인 악조건에서 구하는 것이 온당할 것이다. 예컨대 대기오염이나 동물성 음식, 혹은 그 부분식 및 식품첨가물 등 넓은 의미에서의 공해문제를 도외시해서는 진범을 잡을 수 없을 것이다.

그런데 1965년 WHO(세계보건기구)의 발표 역시 "폐암에 의한 사망률은 해마다 증가하여 유럽 각국에서는 십수 년 사이에 약 2배로 뛰어올랐다. 남성·여성 다 똑같은 공기를 마시고 있는데 폐암에 의한 남성의 사망은 여성의 6배에 이르고 있다. 흡연은 남성 쪽이 단연코 많다. 따라서 폐암은 대기오염보다도 흡연과 더 밀접한 관계가 있는 것 같다"고 밝히고 있다.

하지만 남녀간의 폐암에 의한 사망률 비교만으로는 대기오염 관여의 정도를 알 수 없다. 오히려 대기오염은 남녀불문하고 폐암 이환율(罹患率)의 절대수를 증가시킴에 있어 커다란 작용을 하고 있는 것임에 틀림없다.

물론 담배가 폐암의 한 요인이 안 되는 것이 아니다. 그러나 담배만을 폐암의 원인이라고 규정짓는 것은 전체를 보지 못하는 것이다. 어떤 종류의 실험동물 피부에다 담배 진을 계속해서 바름으로써 암을 만들 수가 있다.

그러나 우리의 연구에 의하여 살펴볼 때, 사료에 동물성 지방질(특히 콜레스테롤) 같은 것을 풍부하게 섞은 것과 그렇지 않은 것 사이에는 암이 생기는 점에 명백한 상위가 있는데, 농후사료 쪽이 단연코 일찍 발암하는 것을 보게 되는 것이다. 그런데 사료를 고형에서 현미·채소 따위로 바꾸면 거의 발암은 없다.

이와 같은 점도 아울러 생각하면 WHO의 보고는 다시 한 번 고려해 볼 필요가 있지 않을까.

WHO 발표에서 최근 십수 년 사이에 유럽에서는 폐암사망률이 2배로 늘었다고 하는데, 그것이 곧 흡연자 수나 담배소비량이 2배로 증가되었다는 뜻은 아니다.

가령 동질의 담배를 10년 전과 같이 피운다고 해도 식사의 내용이 정제·가공된 것이나 농후한 동물성 식품으로 되면, 그것만으로도 폐암의 이환율은 늘어날 가능성이 있다. 사실 동물성 지방질의 소비량은 10년 사이에 꼭 2배로 늘어나고 있다. 모르긴 해도 이 폐암 사망자의 급격한 증가의 이면에는 동물성 식품 소비량의 증가가 담배 소비량 증가보다 더한 적극적 인자로서 도사리고 있는 것으로 보인다.

이러한 문제의 성인(成因)을 고찰함에 있어서 대체로 체외적인 요인에만 눈길이 빼앗긴 채 체내적인 요인을 간과하기가 쉽다. 그러나 밖으로만 눈길을 보낼 것이 아니라 안을 들여다보는 자세를 취하지 않으면 안 된다.

요즈음의 식품에는 무수한 유독물질이나 발암물질이 마구잡이로 혼입되고 있다. 암을 무서워하기 전에 먼저 일상생활에서 대하게 되는 음식물에 대해 공포의 눈길이 쏠려야 할 때가 된 것이다. 이 점에 관해서는 아미노 케이지 씨의 《무서운 식품》, 무라츠카 도쿠코우 씨의 《식품의 비밀》을 읽어보기 바란다.

우리 주변에는 각종 약제, 식품첨가물, 유해 가공식품, 농약, 중성세제, 거기에다 배기가스 등 직접 혹은 간접적인 발암제나 살인제가 범람하고 있다. 그런데도 일반 소비자들이 이에 대하여 무신경하여 있는 까닭은 무엇인가.

이들 각종 화학물질의 공해는 문명병의 기원을 추구하는 자들에게 있어 빠뜨릴 수 없는 요소가 되고 있음을 알아야 한다. 텔레비전의 무분별한 프로그램에 마음을 빼앗길 정도로 짬이 있는 처지라면, 하다못해 레이첼 카슨 박사의 《침묵의 봄》이라도 한번 읽어 볼 것을 권장하고 싶다.

1968년 7월 도쿄에서 개최된 국제심신의학·최면학회에서 영국 글래스고 대학 심신의학연구소 소장인 D.B. 키센 교수가 "정신적인 스트레스도 폐암의 중요한 원인이 된다"고 말한 데 대하여 간략하게 설명을 덧붙이고자 한다.

그는 폐암으로 입원한 환자 500명과 다른 병으로 입원한 환자 500명을 대상으로 조사한 끝에 다음과 같은 사실을 알게 되었다.

❶ 폐암환자는 다른 환자에 비하여 감정처리가 미숙하다. 폐암환자에게는 내향적인 성격이 많아서 분노나 슬픔의 감정을 적당하게 발산하거나 처리하는 능력이 부족하다. 그러한 사람들은 감정처리를 잘하는 사람들에 비해 4~5배나 더 폐암에 잘 걸린다.

❷ 다른 심신증과 공통되는 경향이지만 인생문제, 특히 대인관계의 장애를 발견할 수 있다. 이를테면 폐암 발병 전 5년부터 10년 사이에 부모·형제·배우자·자식들과의 불화나 사별을 겪은 사례가 많다. 이러한 사례는 다른 병인군보다 2.5배나 더 많다.

❸ 폐암환자 가운데는 유소년기의 불행한 생활환경이나 그 기억을 지니고 있는 사람이 많다. 이를테면 양친이나 편모와 사별했거나, 양친과의 불화·불목, 가운의 쇠퇴 따위가 그것이다. 폐암환자와 아닌 환자를 비교하면, 전자에는 이러한 전력을 가진 사례가 후자보다 2배나 되었다고 한다.

키센 교수가 지적한 이러한 정신적 스트레스는 폐암뿐 아니라 다른 부위의 암 발생에도 큰 구실을 하는 요인이 된다고 생각한다.

이제 정리해서 말하면 담배만이 폐암의 원인이 되는 것은 아니다. 더 큰 문제로서 정신적 스트레스, 잘못된 음식물 섭취, 거기에 공해(대기오염, 식품첨가물, 식품의 가공, 화학약품 등)가 있다는 것을 잊어서는 안 된다.

갖가지 검은 공포

• 타르계 색소 •

'세포는 세포로부터'라고 하는 현대의학의 철칙에는 반대되는 말이지만, 암세포는 틀림없이 정상세포의 자연변이(돌연변이가 아님)로 이루어진 것이다. 그리고 그 배경에는 반드시 앞에 말한 바와 같은 혈액의 질적 악화라고 하는 전신적 조건이 있다.

물론 이 혈액의 질적 악화만으로도 암종을 만드는 조건은 되는 것이지만, 그 밖에 더 적극적으로 발암을 촉진하는 국소적인 조건도 있다. 국소적인 발암인자로는 현재 화학적 인자(타르계, 아조색소 등), 물리적 인자(방사선), 생물학적 인자(암바이러스) 등이 거론된다. 여기서는 이러한 문제점에 대해서 총괄적으로 설명해 보고자 한다.

1960년 10월 도쿄에서 열린 국제암학회 회의에서 세 가지의 문제가 다루어졌다. 제1, 제2의 문제는 일간지 등에 상당히 자세하게 그 내용이 보도되었지만, 어찌된 셈인지 트루오 교수(파리대학)를 좌장으로 하는 제3의 부분만은 그렇지가 않았다.

그 의제는 '식품첨가물에 포함된 발암물질'인데, 토의 내용을 일설 외부에 누설하지 않는다는 전제 아래 시작된, 말하자면 비밀회의였다. 이는 커다란 자본을 배경으로 하는 식품 및 약품 회사의 이해관계나 정치적 압력을 배려한 조치였다.

들리는 말에 의하면 국제신암연합회에서도 식품첨가물의 발암성을 토의한 뒤, 식품관계자에게 필요한 권고를 하기로 되어있었다고 한다. 그러나 이 또한 말만으로 끝나고 결국은 흐지부지되어버리고 말았다.

이러한 일들을 보면, 많은 식품첨가물은 발암인자가 된다는 것, 그러나 거대한 자본 아래서는 우리의 생명이나 건강은 돈, 즉 자본의 이익 이상으로 존중되는 것이 아니라는 점을 알 수 있다.

한편 1775년 포트가 굴뚝 청소부의 고환에 암이 생기기 쉽다는 것을 발견한 이래, 석탄 타르(TAR, Total Aerosol Residue)와 암과의 관계가 주목되기 시작했다. 또 19세기 석탄공업의 발달은 눈부신 것이었지만, 그 석탄 타르의 정제분리에 종사하는 공원들을 괴롭힌 것은 피부암이었다. 그리하여 석탄 타르야말로 문자 그대로 검은 공포라는 사실이 일반에게도 인식되기에 이르렀다.

금세기 초에 일본의 야마쿄쿠 박사와 이치가와 박사는 토끼 귀에다가 9개월 동안이나 석탄 타르를 발라서 세계에서 처음으로 실험적인 암을 만들어내었다. 그 업적은 높이 평가받아 마땅한 것이었다. 그러나 타르를 바른 9개월이라는 실험기간은 토끼의 생리에 시간적인 영향을 주지 않았던 것일까, 또 타르를 직접 바른 부분 외에 그 주위의 조직에도 왜 암화현상이 일어났던 것일까에 대한 점은 충분히 고려되어야 할 과제이다.

아마 귓바퀴에 바른 타르는 혈액으로 흡수되어 먼저 혈액의 질적 악화를 가져오고, 이어 간장 및 신장 그리고 그 밖의 장기기능을 침범한 뒤, 타르를 바른(그 부분이 아니고) 주위에 생긴 염증영역에 암이 생겼다고 함이 옳을 것이다. 다시 말해서 타르 그것이라기보다는 '타르＋내인자'가 암이 생기게 했다고 보는 것이다.

이어 1918년 야마쿄쿠 박사는 아닐린(aniline, 타르에서 추출해낸 벤졸에 질소를 더한 것)계의 적색색소인 샤를라크로트(Scharlachrot)를 닭의 수란관에 주입해서 역시 암을 만들었다.

또 1932년 사사키 박사와 요시타 박사 두 사람은 샤를라크로트에 가까운 아조화합물인 오르토 아미노 아조 톨루엔(Ortho Amino Azo Toluene)을 올리브유에 녹여 백미와 함께 쥐한테 먹임으로써 간암을 만드는 데 성공했다.

1937년에 모리시타 박사는 오르토 아미노 아조 톨루엔과 유사하고, 오직 마가린의 색소로서 이용되고 있는 버터옐로(butter yellow, 4-디메틸아미노아조벤젠)로 쥐의 간암을 발생시켜 세상을 놀라게 했다.

해외에서도 휴퍼나 월슨, 비르쇼스키 등이 타르적 색소에 의한 암의 발생을 실험적으로 증명함으로써 그것이 발암성 존재임은 의문의 여지도 없게 되었다.

몇 해 전 바다 건너 나라의 얘기지만, 닭고기를 좋아하는 어떤 남자가 갑자기 여성화되어 가고 있음을 알게 되었다. 유방이 부풀어 오르는가 하면 수염도 안 자라는 것이 아닌가. 그래서 여러 가지로 조사해본 결과, 날마다 먹고 있는 닭고기 안에 상당량의 여성호르몬이 포함되어 있다는 것을 알았다. 그것은 양계업자가 닭고기를 부드럽게 하고 빨리 크게 하기 위해서 여성호르몬을 투여하고 있었던 데서 발단된 것이었다. 웃음도 안 나오는 얘기이다.

그런데 이 여성호르몬이 발암물질이라는 사실이 최근에 알려지고 있다. 그 화학구조를 보면 타르계 색소 중에서 가장 발암성이 강한 메틸 콜란트렌(Methylcholanthrene)과 비슷하다는 것을 알게 되었다.

또 앞서 말한 아미노스티렌(Aminostyrene, 버터옐로와 비슷함)은 일종의 여성호르몬으로서, 이것은 메틸 콜란트렌과 함께 여성호르몬과 유사한 작용을 한다. 이와 같이 여성호르몬은 그 화학구조가 타르계 색소와 비교적 비슷하다는 데서 그 발암성이 주목되고 있다.

생각해 보건대, 식품첨가물 또한 암 대책에서 빼어놓을 수 없는 중대한 문제 중의 하나이다. 아니 암만이 아니다. 현대의학의 골을 썩이고 있는 만성위장병 및 신장, 간장, 심장 등에 걸친 질환의 원인에 식품첨가물이 한 다리 걸치고 있음은 쉽게 상상할 수 있는 일이다. 물론 식품첨가물 이외의 강력한 살충제, 소독약 그리고 농약 같은 것도 크든 작든 간에 문명병의 발생에 관여하고 있다.

초감각적인 발암인자

• 방사능 •

어떤 학자의 통계적인 계산에 의하면 히로시마 원폭 피해자의 백혈병(혈액암) 발생률은 히로시마 이외 지역(비피폭지)에서의 백혈병 발생률을 기준으로 하여 볼 때, 폭심지에서 1,000m 이내에서는 100배, 1,000~1,500m에서는 22배, 1,500~2,000m에서는 2.6배가 높았다고 한다.

히로시마에서의 백혈병은 1951년(피폭 후 6년)을 고비로 하여 그 뒤로는 그 발생이 차츰 줄어들고 있으나 다른 곳보다는 아직도 높다. 그런데 근래에 와서 히로시마의 백혈병 감소는 결코 원폭의 상흔이 아물어 가고 있다는 뜻은 아니다. 백혈병이 줄어든 대신 발암까지의 잠복기가 긴 폐암의 격증을 보이고 있기 때문이다.

또 일본을 통틀어 사인의 1위는 뇌졸중이지만, 히로시마의 경우에는 암이 필두로 된다. 이러한 현상에서 살펴봐도 방사능이 유력한 발암조건이 되는 것임을 알 수 있다.

1895년 뢴트겐에 의해 엑스선(X선)이 처음 발견되었다. 그러나 당시에는 그것이 해롭다는 사실을 잘 몰랐기 때문에 뢴트겐 기사나 의사들 중에서 상당한 희생자가 나왔었다.

엑스선에 의한 피부암의 발생을 1906년 처음으로 알린 사람은 독일의 프리본이라는 뢴트겐 기사였다. 당시에 그는 33세로 오른 손등에 암이 발생하였다. 그 뒤 손이나 얼굴에 피부암이 생기는 의사나 뢴트겐 기사가 증가했기 때문에 엑스선에 대한 방어방법을 진지하게 검토하게 되었다.

1930년대에 퀴리 부부가 발견한 방사성 동위원소가 실용화되기 시작했다. 여러 동물한테 이 방사성 동위원소에 의한 종양을 만들어낼 수 있게 된 것이다.

또 어떤 방사성 원소를 투여하면 어디에 나쁜 종양이 생기는가도 판명되었다. 예를 들어 방사성 스트론튬, 칼슘 및 발륨 같은 것은 골육종을 만들고 금, 란탄 및 프로메튬 등은 간암을 만들며 칼륨, 세슘 및 폴로늄 등은 어느 곳에나 전신성의 암을 만든다고 하는 사실을 알게 되었다.

그러나 이 분야에 있어서 개척자인 퀴리 부인도, 장녀인 이렌 퀴리도, 남편인 졸리오 퀴리도, 그리고 이탈리아의 엔리코 페르미 같은 쟁쟁한 노벨상급의 학자들도 모두 방사능의 화를 입고서 백혈병으로 사망하였다.

또 다른 예를 더 들어보겠다. 보헤미아의 에르츠 산맥에 있는 슈네베르크 광산과 요아힘슈탈 광산은 17세기 이래 특수한 광산병에 걸리는 곳으로서 세계적으로 유명하다. 여러 가지 조사가 행해진 결과, 슈네베르크 광부는 사망자 100명 중 63명이 암이라는 것, 그리고 그 원인은 광산의 공기 속에 많이 포함되어 있는 라돈(라듐, 에마나티온)의 발암작용에 의한 것임이 판명되었다. 요아힘슈탈 광산의 광부도 사망자 100명 중 45명이 폐암이었는데, 어느 쪽이나 라듐과 방사성 에마나티온을 포함한 미세한 광석을 흡수한다는 데에 그 원인이 있었다.

상당히 오래된 일이지만 미국 뉴저지의 어느 공장 여자 공원들 가운데 육종환자가 많이 생겼다. 여자 공원들은 문자판에 형광도료(라듐과 유화아연의 혼합물) 바르는 일을 하고 있었는데, 붓끝을 입술로 뾰족하게 만드는 습관을 갖고 있어서 라듐을 포함한 형광도료를 조금씩이나마 먹고 있는 셈이었다.

그로 인해 1년 내지 2년 후에 상악부의 궤양 내지는 심한 빈혈이 생겨 죽어갔던 것이다. 그런데 그 공장의 일을 그만두고도 몇 년 혹은 10여 년 뒤에 뼈의 육종에 걸리는 사람이 적지 않았다. 원인은 그들의 배에 라듐이 묻어있었기 때문이었다.

좀체 없어지지 않는 습진이나 무좀을 엑스선 치료로 고치려고 하는 경우가 있다. 그러나 엑스선 치료로 피부병이 나았다고 해도 수년 혹은 10년, 20년 후에는 그 국소에 피부암이 생기는 수도 있으니 방심할 일이 못 된다.

실제로 도쿄의 국립병원에서 무좀 치료에 엑스선 조사를 받았기 때문에 암에 걸려 두 다리를 자르게 된 환자가 국가를 상대로 약 1000만 엔의 손해배상을 청구했던 일이 있는데, 1969년 2월 7일자 신문에 "국가는 460만 엔을 지불하라는 최고재의 판결이 내려졌다"고 보도되었다.

암학자 가운데는 "학창시절의 집단 검진 때 가슴의 엑스선 촬영을 하는 일이 장래 폐암을 유발하는 하나의 조건으로 되는 것이 아닌가" 하고 우려하는 사람도 있다.

이와 같은 의미에서 임신 진단을 위해 엑스선 촬영을 하는 것은 태아를 위해서도 결코 바람직한 일이 아니라고 본다. 어느 경우이든지 간에 부득이한 경우 외에는 가급적 피하도록 하는 게 좋을 것이다.

극미세계의 은밀한 비밀

• 암바이러스 이야기 •

암을 일종의 전염병으로 보는 풍조는 19세기 후반에 비롯되었다. 그 당시는 병이란 모두 박테리아에 의해서 생긴다고 하는 세균병원체설이 지배한 시대였으므로 암 역시 박테리아에 의한 것이라고 일부 학자들은 믿고 있었다.

실제로 일정한 지역이나 특정한 집안에서 암의 다발현상이 있었기 때문에 이런 생각이 타당한 것처럼 보이기도 했다. 그러다가 1910년 록펠러연구소의 페이턴 라우스가 닭의 연골육종이 바이러스에 의해 생긴다는 것을 명백히 한 후에 닭의 전염병설은 재연되기 시작했다.

1910년은 암바이러스설에 있어서 기념할 만한 해이다. 이 해에 일본의 후지나미(藤浪) 씨도 닭한테 바이러스를 옮겨 후지나미육종을 만들어냈기 때문이다. 또 같은 해 파리에서 열린 국제암학회에서는 메치니코프가 대단히 시사 깊은 강연을 한 바 있다. 그는 강연에서 이런 말을 하였다.

"암의 원인은 외인성의 극미생물, 즉 바이러스이다. 그러나 이것만으로는 발암하지 않는다. 체내의 각종 기능장애가 있을 때 비로소 암종은 형성되는 것이다."

메치니코프가 체내의 기능적인 측면을 중시했던 점을 볼 때, 그가 상당히 비범한 눈을 가졌던 것을 알 수 있다.

그리하여 암바이러스설은 전세기의 암박테리아설의 연장으로서 등장하기에 이르렀다. 그것도 시류였던 것이리라. 그러나 그것을 덮어놓고 긍정할 수만은 없었다. 도대체 박테리아나 바이러스는 어디서 어떻게 생겨난 것인가 하는 그 유래에 관한 개념을 근본적으로 시정하고서가 아니면, 이 암바이러스설도 분규를 계속시켜 가게 되는 것이기 때문이다. 이를테면 현재의 암바이러스설에는 몇 가지 문제점이 남아 있다.

첫째, 일반적으로 세포를 파괴로 이끌어가는 바이러스가 암바이러스에 한하여 세포를 증식시킨다고 함은 어떤 이유에 의한 것인가.

둘째, 암바이러스는 세포 안에 침입하여 세포의 중심부에 위치하고 있는 핵의 작용을 흐트러뜨린다고 하는데, 이 바이러스는 세포질의 두꺼운 콜로이드 벽을 도대체 어떻게 뚫고서 핵에까지 이르게 되는가.

셋째, 설사 암바이러스가 세포 안에 침입할 수 있다고 해도, 보통은 이 바이러스의 모습을 발견할 수 없다는 것(이러한 현상을 용원현상이라고 한다)은 무슨 까닭인가. 암세포 증식의 시기에 있어서는 바이러스가 완전히 그 모습을 감추게 되므로 "바이러스는 단지 세포변이를 일으키기 위한 방아쇠 구실을 하는 데 지나지 않는다"고 하는 바이러스 방아쇠설까지 나오고 있는 현실이다. 이에 의하면 암바이러스는 세포의 밖에서(암세포화에의) 강한 유도를 할 뿐, 세포 안으로 들어가지 못한다는 것이 된다.

넷째, 암바이러스뿐 아니라 바이러스 그 자체의 유래는 세포내성인가, 아니면 세포외성인가에 대한 명확한 해답이 내려져 있지 않다.

이와 같이 암바이러스설에는 많은 의문이 있는 것이다.

애초에 감염이라는 것의 개념은 '박테리아는 박테리아로부터'라고 하는 파스퇴르의 세균학 원칙을 전제로 하여 성립되어 있다. 가령 당신의 폐의 병과에서 결핵균이 검출되었다고 치자. 여기서 단 하나 분명한 것은 '그 시점에 있어서 그곳에 결핵균이 존재하고 있었다'고 하는 것뿐이다.

그러나 '그곳에 어떻게 하여 결핵균이 존재하게 되었는가'라는 유래에 대해서는 두 가지 생각이 있다. 그 중 하나는 결핵균이 아닌 것으로부터 결핵균으로 되었다는 것이다. 즉, '결핵균이 그곳에서 만들어졌다'고 하는 입장이고, 다른 하나는 결핵균은 결핵균 이외의 것에서 만들어질 수 없다는 생각이다. 또 그것이 다른 것으로 바뀔 수 없다고 파스퇴르류로 해석하는 입장이다.

만약 후자가 옳다고 한다면, 병과에서 발견되는 결핵균의 최초의 것은 '밖에서 이입되었다고'밖에 생각할 수가 없게 된다. 여기서 처음으로 감염의 개념이 성립된다. 그러나 최초의 결핵균이 호흡통로를 지나 무구한 폐장에 달라붙어 증식하고 거기서 처음으로 결핵증이 발병했다고 하는 것을 증명한 사람은 없다. 또 실제로 그것을 증명한다는 것은 불가능한 일이기도 하다.

일찍이 우리는 무균적 조건 아래서 세포(특히 적혈구가 고초균과 비슷한 박테리아)로 변모하여 해체되어 가는 사실을 관찰한 일이 있다. 또 바이러스와 박테리아 사이에 가역적인 이행관계가 있다고 하는 보샨의 설 따위와 함께 생각하여 바이러스와 박테리아 세포의 상호관계를 상정하고도 있다. 그렇기 때문에 이른바 병원체라 불리는 박테리아나 바이러스 같은 것도 사실은 세포파괴 때에 검출되는, 말하자면 부산물이라고 생각해도 좋은 것이다.

그러므로 결핵이라고 하는 염증을 일으켜 파괴과정에 있는 폐의 세포조직(정확하게는 세포질)이 바로 결핵균을 산출하는 것이다.

이 특유한 결핵균이라고 하는 산물(결과)은 감수성을 지닌 다른 새로운 조직세포에게 작용하여(즉, 원인이 되어) 똑같은 조직파괴의 결과를 가져올 수가 있는 것이다. 염증이 확대되어 병이 악화되는 상태는 결과적으로 병적 박테리아가 새로운 원인으로 되어 유사한 반응을 차례로 일으켜 그것을 확대시킨다는 것이기도 하다.

암바이러스라고 불리는 것도 지금 말한 결핵균의 경우와 같은 시점에서 다시 한 번 재검토되어야 할 필요가 있는 것이다. 암이 소위 전염병과 질이 다른 점, 또 암증식기에 바이러스가 용원되어 검출되지 않는다고 하는 문제(바이러스나 박테리아는 세포파괴의 최후단계에서 알게 되는 것이므로 그 이전 단계에서는 알 수 없을 것이다), 혹은 건강한 사람이라 해도 암바이러스는 100% 증명된다는 설 등은 암바이러스에 대한 인식을 달리해야 한다는 것을 말해 주고 있다.

요컨대 바이러스 및 박테리아와 세포와의 관계는 그 본질에 있어서 이원적이라는 것을 알아야 한다. 바이러스가 서로 융합하여 박테리아로 되고, 그 박테리아(바이러스) 등이 융합·발전하여 원시적인 세포(예컨대 적혈구나 백혈구)로 되는 것이다. 그리고 이 적혈구나 백혈구는 더 차원 높은 체세포로 발전하여 나간다. 즉, 세포란 바이러스나 박테리아 따위가 용원하여서 된 하나의 체계인 것이다. 그러므로 조건 여하에 따라서는 세포에서 항시 다채로운 모습의 바이러스나 박테리아가 검출된다.

이런 까닭으로 해서 발암에 이르게 하는 화학적·물리적 및 생물학적인 외인은 어디까지나 대상적인 조건이다. 그러므로 암화하는 주체는 생체의 생리임을 잊어서는 안 된다. 이들 외인이 끊임없이 강하게 그리고 복합적으로 작용하여 점차 전신적인 체질을 악화시킨다. 즉, 외인이 내인화하여 체내의 가장 예민한 곳에 이상한 조직증식의 반응체를 만든다고 하는 곳에 발암의 수수께끼가 숨어 있다.

어떤 신문사 주최로 나는 하스미 키이치로우 박사 등과 함께 암에 대한 대담을 한 적이 있다. 그 대담에서 암바이러스 발견에 효시를 이룬 하스미 박사로부터 "건강인이라도 100% 암바이러스를 지니고 있다"는 말을 들었다. 이 말은 모리스 발라드 박사의 "모든 쥐는 선천적으로 백혈병 바이러스를 지니고 있다. 무균적 사육을 한 쥐 또한 태어나면서 이 백혈병 바이러스에 감염되어 있다"고 하는 의견과 궤를 함께 하고 있다. 나 자신이 이 점을 추구한 것은 아니지만, 건강한 쥐나 인간의 체내에는 이미 암바이러스가 존재한다고 하는 것은 틀림없다.

문제는 그렇다고 해서 그것을 감염이라고 볼 것이냐, 아니냐 하는 것이다. 가령 100% 감염되어 있다고는 해도 아직은 발병하고 있는 것이 아니니 "그것은 생리적인 상태이다"라고 말하여도 잘못된 것은 아니다. 굳이 감염의 개념을 적용시킬 것까지도 없다.

암바이러스가 체내에 있는데 왜 발병하지 않는 것인가 하고 물을 때 "그것은 불활성 암바이러스 때문이며, 그것들이 활성화할 때 발병하게 된다"고도 대답할 수 있을 것이다. 그렇다면 체내의 불활성 암바이러스를 활성화하는 조건이야말로 참다운 발암조건이라고 말할 수 있을 것이다.

암 자연치유 효소의 비밀

· 프로퍼딘 이야기 ·

이미 앞에서 살펴본 바와 같이 새로운 암바이러스설이라고 해도 많은 문제들을 안고 있다. 그것은 확실히 암자극설보다 일보 전진한 생각인 점에는 틀림이 없으나, 그런 만큼 새로운 갖가지 의문을 제기하고, 또 어떤 면에서는 도리어 문제를 복잡하게 한 것이 아닌가 하고 느껴지기도 한다.

문제는 암바이러스가 대체 어디서 온 것이냐에 있는 것이다. 이 점에 대해서는 이미 나의 책《혈구의 기원》에서 언급해 두었으나 여기서도 요점만을 간단히 설명하고자 한다.

세포의 생활조건이 나빠지거나 세포가 파괴될 경우 세포질의 콜로이드 성상이 변화하여 세포 안에 바이러스가 생기게 된다. 그것은 기능적인 콜로이드로부터 형태학적인 실체인 바이러스의 변화이다.

예를 들면 암이라고 하는 병적인 상태에 놓이게 되는 세포의 파괴 때에는 그 세포질에 암바이러스가 나타나고, 또 결핵에 걸린 세포의 파괴 때에는 거기에 결핵균이 나타나게 되는 것이다. 그리고 병리학적인 결과로서 등장한 이들 바이러스나 박테리아는 감수성 있는 세포에 작용하여 그 세포 안에 자신과 같은 소체를 만들게 한다. 이 경우 바이러스나 박테리아는 세포 안으로 침입하여 가는 것이 아니라, 세포 밖에 있으면서 그 세포 안의 콜로이드에 연쇄반응을 일으키는 것과 같다. 이렇게 해서 병소는 확대되어 가는 것이다.

여기서 한 발짝 더 나가서 세포 안에 있는 세포질의 콜로이드 상태를 변화시키는 조건은 무엇인가를 생각해 보자. 거기에는 이것저것 구체적인 조건이 있는 것이지만 여기서는 그중의 하나만을 들어보기로 한다.

우리의 체내에는 카탈라아제라고 하는 과산화수소를 분해하는 효소가 적혈구, 간장, 그 밖의 여러 군데에 깔려 있다. 그것은 우리의 체내에서는 끊임없이 과산화수소가 발생하고 있다는 말이기도 하다. 이 강렬한 산화물질인 과산화수소의 작용에서 벗어나기 위해서도, 세포 안에는 이것을 분해하기 위한 효소, 즉 카탈라아제를 마련해놓지 않으면 안 되는 것이다.

야마후리 씨의 실험에 의하면 담배 잎의 조직을 과산화수소로 처리하면 바이러스가 생긴다. 그것은 밖에서 작용시킨 과산화수소이든, 또 조직 안에서 생산된 과산화수소든, 세포의 핵단백과 결합하여 고분자화함으로써 바이러스를 형성시킨다는 것이다.

또 이 바이러스는 카탈라아제를 자체 안에 봉입해서 불활성화한다. 그 때문에 바이러스가 발생한 조직에서는 과산화수소가 과잉상태가 된다. 또 히드록실아민이나 아소산소다 같은 카탈라아제 조해제를 작용시키면 조직 안의 과산화수소가 불어나 드디어 바이러스가 형성되는 것이다.

이와 같이 하여 바이러스는 세포 안에서 형성된다. 그리고 암 바이러스 역시 체외에서 침입한 것에 감염되어서 발암하는 것은 아니다. 내인성인 것이다. 그렇다고는 해도 동물실험 같은 것으로 암바이러스를 대량으로 주사하거나 하면, 당연히 그에 의해서 발암하기도 하는 것이다. 그러나 인체에 있어서는 우선 그와 같은 위험을 생각할 수는 없고 모두 자연발병인 것이다.

어쨌든 서로 모순되는 연구결과나 견해를 통일적으로 파악하기 위해서도, 먼저 전세기의 피르호의 세포관으로부터 탈피하지 않으면 안 된다. 세포의 구조나 기능에 대해서 혁신적이고도 유연한 사고방식을 갖지 못한다면, 모처럼의 암바이러스설도 암 문제 해결을 위한 핵심으로 파고들어 갈 수는 없게 될 것이기 때문이다.

이야기가 너무 전문적으로 되어 가므로 이 책에서는 너무 깊이 파고드는 것을 피하고 다른 기회로 미루고자 한다. 내가 거듭 강조하고 싶은 것은 우선 세포라는 것에 대한 고찰의 각도를 바꾸지 않으면 암바이러스설 또한 소용이 없게 된다는 사실이다.

한편 암바이러스설이 등장함에 따라 암의 면역 혹은 백신에 대한 생각도 등장하게 되었다. 이 점에 대하여 물어보는 사람도 많으므로 간단하게나마 말해 두고자 한다.

일찍이 나는 담암동물을 사육하기도 하고 암세포의 계대이식을 하기도 했다. 암환자를 임상생리학적인 입장에서 관찰하면서 느끼는 것은 동물의 암과 인간의 암은 다른 점이 있다는 사실이다. 그도 그럴 것이 수명이 짧은 건강한 동물에게 몇 달이고 몇 년이고 어떤 강력한 조건을 주어서 발암시키는 것은 잘 생각해 볼 때 커다란 부하조건이 아니겠는가.

예를 들어 수명 5년의 쥐한테 1년 동안 어떤 종류의 바이러스나 화학약제를 작용시켰다고 할 때 인간의 수명으로 환산하자면 20~30년 동안에 걸쳐 작용을 계속했다는 것과 같다. 그렇게 해서 억지로 발암시킨 것이다. 이렇게 볼 때 인체에 자연발생한 암과 다른 성격을 지니게 된다 함은 당연한 얘기가 될 것이다.

동물의 암 성립을 감염이라고 생각한다면 면역이론도 나올 수 있고, 또 실제로 백신을 만들 수도 있을 것이다. 동물암의 경우에는 비교적 건강한(저항력이 있는) 상태에다 인위적으로 이상조건을 급격하게 주는 것이니까, 당연히 그에 반발하는 생체반응물질(혹은 인자)도 동원될 것이다. 그 안에 특이한 항체, 즉 백신원료도 섞이고 말이다.

이런 뜻에서 비교적 건강한 동물한테 급속하게 발암조건을 준 경우에는 그 동물의 혈액 안에 항체나 면역체가 생겨 있다고 생각해도 좋다. 그러나 그렇다고 해서 인체에 자연발생하는 암을 이와 같은 것으로 논해도 좋을 것인가에 대해서는 재고해 볼 필요가 있다. 그것은 동물에 있어서의 발암조건과 같이 어떤 이상부하조건에서가 아니라 극히 자연적으로 발암한 것이므로 면역체나 항체의 형성 또한 비교적 약할 것이 분명하기 때문이다.

따라서 동물실험에 의하여 암을 면역하는 항체나 인자가 만들어졌다고 해서 그것을 그대로 인체에 해당시킨다 할 때 기대한 대로의 성과가 나타날 것인가는 의문이다. 암환자의 암은 자연발병이기 때문에 역시 자연치유토록 한다는 치료법이 정통인 것이다. 다만 '감염-면역'과 '자연발병-자연치유'는 서로 차원이 다른 현상이니까 이 대목을 혼동하지 않아야 한다.

1957년 슬론 케터링 암연구소의 사우잔 등 세 명의 박사들이 수인(囚人)들에게 사람의 암조직을 이식하는 실험을 행하여 건강한 사람과 암환자 사이에서 어떠한 차이를 보이는가에 대하여 조사를 했다.

그 결과 건강한 사람에게 이식된 암은 자연소실되었는데 반해, 암환자에게 이식된 암조직은 현저한 증식을 보였다. 이러한 사실은 건강한 사람에게는 암을 자연융해시킬 능력이 있지만, 암환자는 벌써 그 능력을 완전히 잃어버렸음을 뜻하는 것이다.

그렇다면 이 암을 자연치유시키는 인자란 도대체 어떠한 것일까. 이에 해당하는 것으로서 1954년 루이 필레머(Louis Pillemer)에 의해서 발견된 프로퍼딘(properdin)이 있다. 이 프로퍼딘은 혈청단백의 일종으로 여러 가지 병을 앓게 될 때 생체방어를 위해 주역을 맡는 효소이다. 그 이상 자세하게 연구는 되어 있지 않지만 분명한 것은, 면역이라 불리는 특이한 항원·항체반응과는 달리 비특이적인 생체방어반응의 중핵을 이루는 기능계야말로 프로퍼딘이라는 점이다.

앞서 말한 사우잔 박사 등은 수인을 대상으로 한 이 획기적인 연구에 있어서, 프로퍼딘의 소장에 대해 조사한 바 있다. 그에 의하면 이식암을 자연소멸시킨 건강한 사람의 혈액 가운데는 프로퍼딘이 많이 나타나고, 이식암에 의해서 곧장 타계한 암환자의 혈액 가운데는 이것이 아주 적었다고 한다.

자연발병을 하는 우리의 혈액 중에는 프로퍼딘과 같은 생체방어효소가 적고, 그 때문에 저항력이나 자연치유력은 현저하게 약화되어 있음에 틀림이 없다. 이것은 암에 한한 얘기만은 아니다. 그러므로 무리하게 면역이라든지, 항원·항체반응과 같은 말을 끄집어내지 않더라도 프로퍼딘이라고 하는 생체방어효소의 존재에 의해서 더 명료하게 일원적으로 설명할 수도 있을 것이다.

재미있는 사실은 생체방어효소인 프로퍼딘의 활성도는 마그네슘 이온의 존재에 의해 한층 더 증강되는 듯하다는 것이다. 다른 많은 산소활성이 마그네슘 이온에 의해 부활되는 것과 같이 프로퍼딘의 그것도 마그네슘을 필요로 한다. 따라서 생체 안의 마그네슘 대사가 교란되면 암에 대한 방어기구를 담당하는 프로퍼딘의 활성이 약해져서 마침내 발암으로 발전하기에 이르는 것이다.

마그네슘 대사의 교란이 생체방어효소인 프로퍼딘의 활성을 약화시킨 끝에 발암으로 발전한다고 하는 것은 앙드레 보장의 견해이다.

델베 또한 음식물에 포함된 마그네슘의 양이 상대적으로 감소하게 되면 암에 걸리기 쉽다고 말하고 있다. 특히 화학비료로서 칼리비료(칼륨을 유효분으로써 포함하는 비료)가 많이 주어진 토양에서 재배된 야채에는 마그네슘이 적고, 정말로 건강한 야채로 자라지 않는다는 것이다.

또 실제로 델베는 프랑스에서의 토질과 암환자 수와의 관계를 조사하여 마그네슘이 많은 토양에서는 암환자가 적다는 사실을 증명하고 있기도 하다. 트름프와 딜 같은 학자도 음료수에 마그네슘의 양이 적은 지방에서는 암에 의한 사망률이 높다는 것을 보고하고 있다

이러한 연구결과는 작금에 성행되고 있는 화학농법이 아니고, 세세 메시아교나 그 밖의 종교단체에서 시도되고 있는 것과 같은 자연농법에 의한 농작물만이 진실로 건강을 바라는 사람들의 식탁에 오를 물건이라 함을 시사해 주고 있다. 동시에 칼슘뿐만 아니라 마그네슘 또한 우리의 건강 유지를 위해 중요한 구실을 하고 있다는 사실도 말해 주는 것이다.

PART 4

암을 이렇게 생각한다

혈액생리현상으로 본 암의 정체

• 모리시타 박사의 국회 진술 ① •

제51회 국회, 중의원 과학기술진흥대책특별위원회에서 암치료에 관한 문제가 다루어진 가운데 그 참고인으로서 요시다 도미조(吉田富三) 암연구소 소장, 아즈마 노보루(東昇) 교토대학 교수, 우시야마 아츠오(牛山篤夫) 치노(茅野)병원 원장 여러분과 내가 부름을 받았다. 또 구메 가쓰(久留勝) 국립암센터 총장도 설명인으로서 출석하였다.

이 위원회에서 내가 발언한 내용은 우리의 새로운 암이론의 개요이기도 하므로 여기에 그대로 소개하기로 한다.

나는 오늘 여기에 참고인으로 나와 계시는, 이를테면 요시다 선생(암연구소 소장)이나 아즈마 선생(교토대학 바이러스연구 교수), 구메 가쓰 선생(국립암센터 총장)과 같은 이른바 암 전문가는 아닙니다. 나는 지금까지 혈액생리학을 공부해온 사람일 뿐입니다.

그러나 그 새로운 혈액생리학의 입장에서 암 문제를 어떻게 생각해야 할 것인가 하는 점에 대하여, 좀 먼 거리에서 관찰하게 된 것이(최근 여러 가지로 암 문제에 대해 논의되고 있지만, 그것들에 대해 우리의 새로운 혈액생리학의 입장에서 어떻게 이해해야 할 것인가 하는 문제에 대하여) 대단히 주제 넘습니다만, 내 나름대로의 생각을 진술해 보고자 합니다.

아전인수가 될지 모르겠으나, 암 문제는 우리가 10년 전쯤부터 제창하고 있는 새로운 혈액이론, 즉 치시마(千島)·모리시타(森下) 학설을 토대로 하지 않는다면 참다운 대책을 세울 수 없는 것이 아닌가 생각하고 있습니다.

우리의 새로운 혈액이론이란, 우리 몸속을 흐르고 있는 적혈구라고 하는 세포가 장에서 만들어지고 장에서 만들어진 적혈구가 몸속을 순환하면서 몸속의 모든 조직세포로 변화하여 가는 것을 말합니다. 피하지방조직도, 간장의 세포도, 골수의 세포도 모두 적혈구로부터 만들어지는 것입니다.

장에서 만들어지는 적혈구의 소재는 음식물이며, 간단히 속된 표현으로 하자면 '먹는 것은 피가 되고, 피는 살이 된다'고 하는 생각인 것입니다. 이 '먹는 것은 피가 되고, 피는 살이 된다'고 하는 생각이 현재의 의학이념 속에 존재하지 않는다고 하는 사실이야말로 현대의학이 벽에 부딪히도록 한 아주 중대한 원인이라고 생각합니다.

이렇게 말씀드리는 것은 결론을 먼저 말씀드리는 것 같습니다만, 암세포라는 것이 몸속에서는 세포 분열증식을 하지 않는다고 함을 강조하기 위해서입니다. 암세포는 분열증식한다고 하는 것이 지금의 암학자들이 믿고 있는 정설이기는 합니다만, 우리 체내의 암조직이라는 것은 결코 분열증식하고 있는 것이 아닙니다.

이 적혈구와 몸의 세포와의 사이에는 가역적(可逆的)인 관계가 있어서, 생리적인 조건하에서는 적혈구가 몸의 세포로 변화하는 것이지만 병적인 상태에서는 체세포로부터 적혈구로 되돌아간다고 하는 가역적인 변화가 일어나는 것입니다.

음식물이 우리의 몸속을 흐르고 있는 혈액으로 변하고, 이 혈액이 몸의 세포로 변해 갑니다. 그러나 컨디션 여하에 따라서는 적혈구와 체세포 사이에 가역적인 관계가 존재하게 된다고 하는 아주 중대한 사실이, 현재의 의학 기초지식 속에 존재하고 있지 않다고 하는 점이 곧 암 문제와도 관계를 이루고 있는 것입니다.

그러면 '어떻게 암조직이 증식하고 커져 가는 것이냐' 할 때 몸속의 모든 조직세포가 적혈구로부터 만들어지는 것과 똑같이 적혈구가 암세포로 변화하여 가기 때문인 것입니다. 다시 말하면 적혈구 혹은 백혈구가 암세포로 변화하여 그것이 암으로 증대하여 가는 것입니다.

이러한 중대한 기초지식이 지금의 암 연구 속에 존재하지 않는다고 하는 사실이, 암 연구를 본 궤도에 끌어올리지 못하는 참다운 이유가 되는 것이라고 나는 믿고 있습니다.

우리는 새로운 혈액이론을 이미 10년 전쯤부터 제창하고 있습니다. 암세포는 적혈구에서 생긴다고 하는 이론은 내가 5년 전에 저술한 바 있는《혈구의 기원》이라는 책에 분명하게 기술해 놓고 있습니다.

작년 7월에 프랑스의 유명한 암 연구가인 아르페른 교수가《마치》라고 하는 프랑스 일류의 주간잡지에다 "암세포의 증식에 대한 종래의 생각은 아무래도 잘못이 있는 것 같다. 더 작은(혈구 모양의) 세포가 서로 융합해서 암세포로 변화하고 있는 것이 아닌가" 라고 말한 바 있습니다.

이 기사를 원본으로 읽지 않아서 확실히 말씀드리기 어렵습니다만 분명한 것은, 우리의 생각과 대단히 가까운 이론이라는 것입니다. 이 원본을 나도 꼭 검토해보려고 합니다만, 그러한 생각이 나온 것처럼 암세포라고 하는 것은, 체내에서는 결코 분열증식을 하고 있지 않다는 사실을 나는 확신을 가지고 말할 수 있습니다. 그러므로 암 연구가는 이 점에 대하여 기성 개념의 구애를 받지 말고 사실에 충실하여 한번 검토해 보시도록 부탁드리는 바입니다.

이와 같이 암세포가 분열증식하고 있는 것이 아니라고 한다면, 치료대책 또한 당연히 바뀌어야 하는 것입니다. 현재는 암세포가 분열증식하고 있다는 전제 아래 치료대책이 서 있지만, 나는 그렇지 않다고 생각하는 편입니다. 그렇지 않다고 할 때는 당연히 치료대책은 전면적으로 고쳐지지 않으면 안 되는 것입니다.

조금 전에 말씀드린 바와 같이 암세포는 적혈구로부터 만들어진 것이므로 '분열증식하는 세포를 박멸한다'고 하는 생각은 그릇된 것입니다. 그러므로 암세포를 박멸하겠다는 생각에서 출발된 치료법은 모두 잘못인 것입니다.

암은 결코 우리의 몸 안에서 유리되어 있는 것이 아닙니다. 다른 몸의 부분과 완전히 교통을 하고 있는 것이므로, 암세포를 없애겠다는 생각으로 만들어진 화학약품이나 방사선은 반드시 신체의 다른 부위에 타격을 주게 된다는 사실을 고려해야 합니다.

따라서 이런 발상 아래 만들어진 모든 요법은 바른 길이 될 수 없다고 말씀드리고 싶습니다. 불행하게도 현재 행해지고 있는 요법 대부분이 그것입니다만, 암을 고치기 위해서 암세포를 적혈구로 되돌아가게만 하면 된다는 것을 이제는 인정해야 합니다.

암세포 역시 그러하지만 적혈구와 체세포 사이에는 가역적인 관계가 있습니다. 신체의 컨디션 여하에 따라 적혈구가 체세포로 변하기도 하고, 혹은 체세포가 적혈구로 되돌아가기도 하는 등의 가역적인 관계가 있습니다. 암치료를 위해서는 암세포를 적혈구로 되돌아가게 하는 방법을 택하는 것이 좋으리라 생각됩니다.

이를 위한 하나의 방법으로서 역시 단식이나 식사요법을 택해야 할 것입니다. 현재의 영양개념은 대단히 혼란되어 있습니다. 앞에서도 말씀드린 바와 같이 먹은 것이 피가 되고 피가 우리의 체세포가 되는 것이니까, 우리는 아무것이나 먹어도 된다고 말할 수는 없는 것입니다. 우리의 체질을 결정하는 것은 음식물의 질이라 할 수 있으므로, 그 음식물의 질은 냉엄하게 검토되지 않으면 안 되는 것입니다.

그럼에도 무엇을 먹건 상관없다고 하는 생각이 일반적인 것 같습니다. 그러나 인간 본래의 음식물로 전환해야 하는 일이 무엇보다 중요한 것입니다. 인간이라고 하는 동물은 본디 초식동물이어서 풀을 먹는 동물이기 때문에 식물성으로 먹는 것을 바꾸어야 할 필요가 있습니다.

또 단식요법을 시도함으로써 암세포를 적혈구로 되돌아가게 한다는 것은 이론적으로나 실제적으로 가능한 것입니다. 그 밖에 이학적(理學的)인 요법으로, 예를 들면 정전기에 의한 것이라든지, 오존에 의한 것도 있습니다. 이 정전기와 오존요법은 피를 깨끗하게 하는 정혈작용을 하는 것이므로 이러한 방법을 시도할 수도 있다고 봅니다.

이미 앞에서 말씀드렸다시피, 암이라고 하는 병은 결코 국소병이 아니고 체질이나 혈액의 질이 나빠졌기 때문에 일어나는 병입니다. 그와 같은 전신병이 곧 암인 것이므로 국소를 도려냈으니까 그것으로 나았다고 하는 생각에 대해 나는 찬성할 수가 없는 것입니다.

어디까지나 전신병으로 간주하고서 피를 깨끗하게 하여 간다는 그런 입장에 서서 암 대책이라는 것을 생각하여 나가지 않으면 안 되는 것입니다. 비단 암뿐만이 아니라 현재 문명병이라 불리는 여러 가지 병이 다발하고 있습니다.

그러한 모든 병을 없애기 위하여 '먹은 것이 피가 되고, 피가 체세포로 변하여 간다'고 하는 사고의 토대 위에서 혈액을 정화하는 일을 간절히 소망하고 있습니다. 이것이야말로 암 대책으로 통하는 기본적인 사고방식이며, 또 그렇게 되지 않으면 안 된다고 강조하는 바입니다.

이외에도 더 말씀드리고 싶은 것이 있습니다만, 다음에 질의응답을 통해서 질문에 대답하는 가운데 내 나름대로의 생각을 진술하도록 해주시면 고맙겠습니다.

현대의학의 생각과 나의 생각

• 모리시타 박사의 국회 진술 ② •

제58회 국회, 중의원 과학기술진흥대책특별위원회에서 암 문제가 다루어지게 되면서 나는 다시 참고인으로 부름을 받았다. 오키모도(沖本) 위원장을 중심으로 하는 이 위원회에서도 위원 여러분 및 설명원으로 출석한 쓰카모토 노리마사(塚本憲甫 : 국립암센터 원장) 그리고 참고인인 나 사이에 대단히 열띤 의견교환이 있었다. 이 발언 내용의 전부를 지면관계상 다 소개하기 어려우나 후반의 일부만을 게재하고자 한다.

여기에 발언한 분은 쓰카모토 노리마사 원장, 미키 요시오(三木喜夫) 의원, 미타케 마사이치(三宅正一) 의원, 사이토 겐조(齋藤憲三) 의원이다.

쓰카모토 설명원   조금 오해가 있었던 것 같으니 다시 한 번 사이토 의원에게 말씀드리겠습니다. 단세포에서 암이 생기는 것이 아니라 신체 어딘가의 세포, 체세포가 그것이 무슨 원인인지는 모르겠습니다만 어느 때 이런 이상한 세포로 변하여, 사뭇 분열하여 증식하여 가는 것이 암이라고 말씀드렸습니다. 이것이 하나입니다.

그 다음 혈액과 암의 관계입니다. 나는 혈액생리학자가 아니므로 자세한 것은 알 수 없습니다만, 방사선으로 암을 고친다고 하는 입장에서 우리가 종래 하여 왔던 사실에 기초하여 말씀드립니다. 앞에서도 말씀드린 바와 같이 체세포에서 되는 것이므로 위에서 생긴 암은 위의 점막의 구조가 어딘가에 남아 있는 것 같은 의미에서의 암으로 되는 것입니다. 이것을 우리는 선암이라 말하고 있습니다. 피부의 구조를 남기면서도 망나니같이 되어 이러한 곳에 궤양을 일으키곤 하는 것입니다.

한편 혈액의 세포에 대해 말씀드리자면 특히 적혈구에 대해 말씀드릴 때, 그 안에는 핵도 없는 것입니다. 핵이 있느냐 없느냐는 세포의 생사와 대단히 밀접한 관계가 있는 것입니다. 따라서 적혈구의 최후에 체내를 돌 때의 구실은 폐에 가서 산소와 탄산가스를 교환하는 데 필요한 헤모글로빈이라는 것을 가지고서 온몸을 도는 것입니다.

정통의학의 설이 반드시 바르지 않을지도 모르겠습니다만, 우리가 먹은 것이 피가 되고 살이 된다고 하는 것은 어떤 의미에서 진리라고 생각하는 바입니다. 그러나 혈액이라고 하는 것에는 그러한 적혈구 외에도 혈장이라고 하는 것이 있어서, 그것이 영양을 여기서로 보내고 있는 것입니다.

그러한 의미에서 죽은 세포가 무슨 의미인지는 모르겠습니다. 또 생각하시는 것은 자유입니다만 그것이 암의 기본을 이루는 것이므로, 그것이 혈액으로 되돌아간다고 하는 생각은 우리의 의학 상식으로는 좀 생각할 수 없는 일이 아닌가 싶습니다.

그러니 그것을 실험하여 주신다고 할 것 같으면, 그런 기회가 있으면 좋을 것 같습니다만, 적어도 암이란 어떤 것인가, 그리고 그것은 이제 방금 말씀하신 바와 같이 대가인 선생께서도 발견할 수 없는 상태의 것입니다. 이 점 우리도 크게 반성하고 또 크게 노력해서 연구하지 않으면 안 된다고 생각합니다. 그렇지만 그러한 연구라고 해도 아직도 우리가 다루지 않으면 안 될 문제가 많습니다. 그런 의미를 포함하여 근본문제를 생각한다는 것은 대단히 좋은 일이라고 생각합니다.

다만 지금까지의 학설은 아주 우스운 것이고, 새로운 설이 나올 때 어째서 그것을 정면으로 다루어 주지 않는 것이냐 하는 말씀은 여러 가지 입장에서 생각할 수 있다고 말씀드리고 싶습니다.

그러한 의미에서 우리도 많이 공부하고 있습니다만, 또 한 가지 중대한 문제는 골수에서가 아니라 장에서 혈액이 생긴다고 하는 것입니다. 그것은 적어도 외국의 흉내를 내고 있다는 그런 뜻은 아닙니다.

'태생기'에는 혈액이라는 것이 여기저기서 생깁니다. 어린아이 적에는 장골에서도 생깁니다. 그러나 어른이 되면 혈액이라는 것은 어떤 일정량만 있으면 되는 것이므로, 혈액을 만드는 것은 주로 척수에 있는 짧은 뼈의 골수이며, 그곳의 세포를 보게 되면 혈액의 최소의 것처럼 보이는 아주 미열한 세포로부터 순서에 따라 최후의 혈액까지의 세포가 발견되는 것입니다. 이러한 사실이 우리가 혈액은 골수에서 생긴다고 하는 설을 지지하고 있는 이유라고 생각해 주셨으면 감사하겠습니다.

미타케 의원　쓰카모토 원장께 여쭙고 싶습니다만, 내가 조금 전에 말씀드린 것은 문외한인 사람이 그저 생각나는 대로 말씀드렸기 때문에 잘못된 것인지도 모르겠습니다. 그러나 아까도 말씀드린 바와 같이 어린이의 암은 최근 아주 주목의 대상이 되고 있습니다. 이는 다만 진료기술의 발달에 의해서 더 많이 발견하게 되었다는 것만은 아닙니다. 나는 그 정도로 암의 진단이 늦어 있는 것이라고는 보지 않습니다.

그러므로 그것뿐만 아니라 이미 말씀드린 바와 같이 공기 속에 있는 근대산업의 나쁜 공해적인 영향이라든지, 농약 속에 있는 영향이라든지 하는 그런 영향도 있는 것 아닌가 하고 생각합니다. 실제로 진료하고 연구한 선생님의 판단으로는 어찌하여 최근 들어 급격하게 어린아이의 암이 증가하는 것이고, 또 그 원인은 대체 어디에 있는 것인가에 대하여 답변하여 주셨으면 합니다.

쓰카모토 설명원 일설에 의하면 아주 적은 양이기는 하나 불어나고 있는 방사선과 같은 환경도 관계되는 것이 아닌가 생각되고 있습니다. 그러나 확실한 것은 아닙니다. 물론 그러한 의미에서 여러 가지 그러한 것들을 포함한 환경적인 인자라는 것을 부정할 수는 없다고 하는 것이 하나입니다.

그리고 앞에 잠시 언급했던 백혈병(소아병에 많음)이라고 하는 것은, 일본의 경우 다른 외국과 비교해 볼 때 발병률이 증가한 것 같지만 아주 낮습니다. 그러나 이 또한 설이 되어서 그렇게 확실한 것은 아니지만 단백질을 많이 섭취하면, 즉 국민의 영양상태가 향상되면 도리어 백혈병이 증가한다는 설도 있습니다. 이에 대한 진위 여부는 나 자신이 조사한 것이 아니어서 모르겠습니다만, 동물실험에서 그러한 결과를 쥐의 백혈병으로 보여주고 있는 학자도 있습니다.

미타케 의원　고맙습니다.

미키 의원　관련된 문제여서 간단히 질문하고자 합니다. 방금 전 미타케 의원의 질문 가운데 이런 것이 있었습니다. '공해 등에 의해서 발암이 촉진된다. 이런 사실은 없는 것인가' 하는 그 말씀 말입니다. 이에 대해서는 대답이 없으셨는데, 나는 그 방면의 연구를 하고 있는 모리시타 선생이 계시기 때문에 한 가지 물어보고 싶습니다.

그것은 요즈음 동물들이 계속 죽어가고 있다는 사실에 대해서입니다. 야생동물들이 암으로 죽는다고 하는 것은, 역시 현재의 이 공기 중에 무엇인가 그런 발암을 촉진하는 것이 있지 않겠느냐 하는 생각이 듭니다. 제가 미타케 의원은 아닙니다만, 그저 소박하게 육감으로 느끼게 되는 것입니다.

또 요즈음의 여러 가지 조미료 속에 암을 촉진하는 것이 있다고 하는 점, 모리시타 선생의 연구 속에 분명히 나타나 있는 터입니다. 이름을 일일이 들면 안 되겠기에 생략합니다만, 어떤 유명한 음료 같은 것도 그런 구실을 하고 있다는 것 아닙니까. 이에 대해서는 후생성에서 서둘러 단속을 해야 할 것입니다. 엉터리 상품이 나왔다고 하면서 갑자기 단속하게 되면 그때는 이미 늦은 것입니다. 그러한 식료품에서 오는 문제, 공해에서 오는 문제 등에 관하여 모리시타 선생께서 한 말씀 들려주셨으면 합니다.

모리시타 참고인　　　지금 말씀하신 바와 같이 대기오염이라든 지 혹은 배기가스, 매연과 같은 것이 폐암 의 원인이 된다는 것은 충분히 상상되고 있는 터입니다.

　내가 조사한 범위에서는 지난해 우에노동물원의 동물이 마흔 몇 마린가, 이건 여러 가지 동물입니다만 암성 질병으로 죽어갔습 니다. 물론 이러한 동물들이 무슨 담배를 피웠겠습니까마는, 실제 로 폐암으로 죽어갔습니다. 아무래도 가장 큰 문제는 그들이 자 연스런 환경에서 떠나 인간이 만든 부자연스런 먹이를 먹으면서, 또 부자연스런 대기오염 속에서 생활을 강제 당하고 있다는 데에 있다고 봅니다.

　동물의 문명병이라고 하는 것은 암에 한한 것만은 아닙니다. 예 를 들면 돼지가 콜레라에 걸린다든지, 소가 결핵에 걸린다든지, 혹은 동물원 같은 곳에서 기린이 위궤양으로 죽는다든지, 하마가 당뇨병으로 죽는다든지, 개한테 노이로제 기미가 보이곤 합니다. 인간사회 속에서 여러 가지 병으로 죽어가고 있는 동물들의 문명 병의 기원이라는 것이, 동시에 인간의 문명병의 기원으로도 되는 것이라 생각합니다.

　그러한 넓은 입장에 선 우리는 특별히 암뿐만 아니라 문명병 대책이라는 것을 더 높은 차원에서 생각할 필요가 있지 않을까 하는 점에 대해 주장해 왔던 것입니다. 예컨대 영양 문제만 해도 그렇다고 생각합니다. 현재 일컬어지고 있는 영양학에 대해서는, 나 자신이 큰 잘못이 있는 것이라고 이때껏 주장해 왔었습니다. 그밖에도 여러 가지 문제가 있겠습니다만, 어쨌든 더 거시적으로 넓은 관점 아래 그러한 병들의 대책을 세워 나가지 않으면 안 됩니다. 컵 안의 자그만 사색을 가지고서는 문제가 해결되지 않는다고 생각합니다.

그리고 덧붙여 이 자리에서 분명히 말씀드리고 싶은 점이 있습니다. 방금 쓰카모토 선생께서 혈액 문제에 관하여 여러 가지 말씀을 하셨습니다만, 그건 그 말씀하신 대로입니다. 현대의학의 정상에 서 계신 선생이시니까, 그 기성관념을 부정한다고 하는 것은 영락없이 자기 자신의 존재를 부정하는 것으로 될 것이기 때문에 그건 도저히 있을 수 없는 일이라고 생각하는 바입니다.

그러나 방금 전 쓰카모토 선생께서 말씀하신 것 중 "적혈구는 성숙의 극한에 달한 세포이다"고 하는 것이 현재의 혈액학에서 정설이기는 합니다만, 그것은 잘못된 것입니다. 적혈구는 먹은 것이 재료로 되어 장에서 만들어진 세포이기 때문에 극히 원시적인 세포입니다. 그렇기 때문에 적혈구 안에는 수십 종류의 효소가 있고, 더구나 에너지가 가득 차 있는 것입니다. 이것은 최근에 알려진 사실입니다. 지금까지는 극단적으로 성숙한, 낡은, 죽음 일보 직전의 세포라는 생각으로 적혈구를 보아왔는데, 그 생각에는 근본부터 잘못이 있었던 것입니다.

그 다음 암세포의 분열에 대한 말씀입니다. 쓰카모토 선생께서는 암세포라는 것은, 체세포가 돌연변이를 일으켜 이상한 세포로 되어 그 세포가 무한히 분열증식하는 세포인 것으로 설명을 하셨습니다. 이것은 현재의 암에 대한 정의입니다. 세계 의학자들이 암이란 그런 병이라고 믿고 있는 터입니다.

그런 의미에서는 물론 틀림이 없는 생각입니다. 그러나 우리의 입장에서 말씀드리자면 그러한 사실을 알고서의 말씀입니다만, 신체 안에 있는 암조직이라고 하는 것은 분열증식을 하지 않는 것으로 봅니다.

그런데 실제로는 암세포의 분열이 깨끗이 영화로 찍혀 나오기도 합니다. 도쿄 시네마에서 만든 암세포에 관한 영화를 보게 되면, 암세포의 분열이라는 것이 참으로 멋들어지게 찍혀 있습니다. 하지만 그것은 그러한 특수한 암세포가 보이는 행동일 뿐 모든 암이 그와 같이 체내에서 분열증식을 하는 것이라면, 현재 암센터에 입원 혹은 수술을 한 환자들의 그 조직의 한 조각을 가져와서 현미경을 통하여 그 분열 광경을 관찰할 수 있어야 할 것입니다. 그러나 그런 관찰이 행해졌다는 보고를 나는 하나도 들은 일이 없습니다.

실제로 수술을 하여 암조직이라는 것은 얼마든지 언제든지 우리가 도려낼 수 있는 것이니, 과연 분열증식을 하고 있는지 어떤지를 확인하려고 하면 얼마든지 할 수 있을 것입니다. 그런데도 그러한 실제의 암조직이라는 것을 도려내어 현미경을 통해서 그것을 관찰했다고 하는 학자는 없을 것이라고 나는 생각하고 있습니다. 비록 정설은 암세포의 분열이라고 하는 것이지만, 적혈구가 암세포로 변하고 있다는 것이 거의 틀림없는 사실이라고 나는 믿고 있는 바입니다.

최근 프랑스의 암 연구 권위자인 아르페른 교수는 암세포가 분열하고 있는 것인지 아닌지에 대해서는 자세하게 언급하지 않았습니다. "자그만 암의 씨에 의한 세포가 모여서 하나의 전형적인 암세포로 발전하여 가는 것이다"라는 학설을 주장하였고, 또 그러한 보도가 유럽에는 나와 있습니다. 이러한 사실을 미루어 보더라도 분열증식만은 아닌 것 같이 보이며, 그 일변도로 생각해서는 안 되는 것 아닌가 싶습니다.

현재의 암 치료약으로 말하더라도, 암세포는 분열증식을 하는 것이므로 그 분열을 억제하는 화학물질이면 암은 낫는 것이라고 극히 단순하고 기계적으로 생각하여 그 개발이 진행되고 있습니다만, 이러한 생각으로는 연구비를 부어넣는다 해도 그럴 듯한 항암제는 찾아내지 못할 것이라고 보는 바입니다. 또 이 사실에 대해서는 나의 저서 안에 설명한 바 있습니다.

"암세포는 적혈구에서 생긴다"고 하는 점에 대하여서는 내가 8년 전에 쓴《혈구의 기원》이라는 책에서 분명하게 밝혀 놓은 바 있습니다. 이를테면 요시타(吉田)육종의 경우입니다만, 그 요시타 육종의 암세포는 실제로 거의 분열증식하고 있지 않습니다. 육종의 씨를 동물의 복강 안에 심게 되면 반드시 복막에 출혈성 염증이 생깁니다. 그리하여 복강 안에 먼저 혈액이 침출하고, 적혈구가 복수 안에 많이 엉켜든다는 것을 전제로 해서 비로소 암세포가 불어나는 것입니다.

요시타육종의 세포라는 것도 증식하고 있습니다. 그 과정을 나는 8년 전에 쓴 책 속에 분명히 지적해 놓았습니다. 요시타육종의 증식이라는 것도 나는 복막의 염증이 생기지 않으면 생기지 않도록 처치해서 요시타육종의 씨를 심게 된다면, 절대로 이 육종세포는 증식하지 않으리라고 생각하고 있습니다.

그러므로 염증이라는 것이 배경에 있고 혈액이 복수 안에 나오게 된다는 것이 전제조건이 되는 것이지, 그렇지 않을 때는 암세포는 생겨나지 않을 것이라고 생각합니다. 다시 말씀드리면, 그 적혈구가 서로 융합하여서 하나의 암세포로 발전하여 나간다는 것입니다.

또 실제로 이 요시타육종의 세포를 관찰하여 보면 형태가 여러 가지입니다. 만약 일정한 분열방식으로 세포가 증식되어 나간다고 할 것 같으면, 거의 일정한 형태의 세포가 되어야 할 것인데도 증식하여 가는 세포가 천차만별입니다. 이 사실은 그것이 곧 단순한 분열증식이 아니라는 사실을 뒷받침합니다.

그 다음 말이 다시 거슬러 올라가게 됩니다만, 아까 사이토 의원께서 "무균적인 혈액을 배양하여 거기에 발생한 점상의 자그만 박테리아가 구균이 되고 다시 간균으로 발전하여 간다는 것이 실제로 있는지 아닌지, 국가의 기관에서 그 점 분명히 밝혀달라"고 말씀하셨습니다만, 이 문제에 대해 저는 이미 별개로 실험을 했었습니다.

"혈액이라는 것을 무균적인 조건의 시험관 속에 방치해 둔다면, 대체 마지막에는 어떻게 변하게 될 것인가"하는 사실을 추구할 목적으로, 대학시절에 많은 연구원을 동원해서 자세하게 관찰했었습니다.

그 결과는 8년 전에 쓴《혈구의 기원》이라는 책 100페이지, 그리고 이번에 내놓은《혈액과 암》이라는 책 15페이지에 사진까지 곁들여서 그 결론을 피력한 바 있습니다. 무균적인 혈액이라고 해도 사실은 적혈구 안에 그러한 점상의 박테리아 모양의 것이 발생하여, 그것이 차츰 발육하여 구균이 되고, 또 간균으로까지 발전한다는 사실을 나는 확인하고 있는 것입니다.

이 문제에 대해 국가기관에서 추구하라고 하시는 것 같습니다만, 나는 그럴 필요는 없다고 생각합니다. 이렇게 말씀드리는 까닭은 분명히 그렇게 되는 것이며, 우시야마 씨가 무균적으로 혈액을 배양하여 그러한 간균 모양의 것을 발견해냈다고 하는 것은 절대 틀림이 없는 사실이라고 판단하기 때문입니다.

사이토 의원 이제 시간도 상당히 흘렀으니 농약 문제는 다음에 할애하기로 하고, 다음날 다시 이 문제에 대해 한번 실태를 구명하고 싶다고 생각하는 바입니다. 쓰카모토 국립암센터 원장께서는 내가 생각했던 바를 말씀해 주신 셈입니다. 나 역시 그렇게 생각해 왔었습니다. 그렇게 생각하는 가운데 모든 암에 관한 시설 같은 것에 대하여 깊은 흥미를 가지고 많이 노력해온 사람 중 하나입니다.

방사선의학종합연구소의 설립에 대해서도 나는 상당히 노력을 했습니다만, 방사선만으로 암을 퇴치할 수 있다는 이론은 여간해서 나오는 것 같지가 않습니다. 그런데도 암환자는 마구 불어나고 있습니다. 동료인 의원도 며칠 전 암으로 작고하여 내가 내일 그 추도연설을 하게 된 형편입니다.

이 자리를 빌어 나는 위원장 및 선배 동료 의원께 말씀드리고 싶은 게 있습니다. 모리시타 학설과 쓰가모토 원장 얘기는 근본적으로 다른 것입니다. 어째서 이런 문제에 대해 같은 의학박사끼리 다른 것이냐 하고 의문이 날 만큼 상당히 다른 것입니다. 이건 아주 이상한 일입니다.

나는 우연히 이 책을 읽고 있었는데, 얘기를 들으니 또 그렇다는 말입니다. 적혈구는 극도로 성숙분화를 한 세포에서 헤모글로빈 현상만으로 산소를 운반하는 구실밖에 못한다는 것이 원장께서 하신 말씀 아닙니까. 그런데 그 말이 근본적으로 잘못된 것이라고 이 책에 쓰여 있는 것입니다. 도대체 의사이고 또 의학박사라는 학위를 가지고서 적혈구의 실체 하나 잘 모른다고 하면 우습지 않습니까, 그렇습니다. 도대체 어째서 적혈구의 실체라는 것을 파악하지 않는 것이냐고 나는 생각하지 않을 수 없는 것입니다.

만약 모리시타 학설이 정당하여 적혈구라는 것이 여러 가지 기능을 가지고 있고, 이것이 일체의 인간의 조직을 구성하여 가는 것이라는 사실이 공증된다고 하면, 지금까지의 의사는 어떻게 할 작정인 것입니까. 또 지금까지의 의학자는 어떻게 할 작정인 것입니까.

또 혈액으로 말하더라도, 인간의 혈액이라는 것은 일단 차버리게 되면 더 필요하지 않으니까 골수에서 피를 만든다고 하는 설에 대해 한편에선 먹는 것은 계속하여 피로 된다고 하는데, 이 또

한 정반대가 됩니다. 나는 대식가가 되어 그런지 모르겠으나 먹은 것은 피가 되고 역시 그 피를 위해서 세포가 신진대사하여 가는 것이라고 생각하는 쪽입니다. 또 그렇지 않다면 이 육체라는 것을 부지해 갈 수도 없는 일 아니겠습니까.

그러니까 직년의 사람은 근년의 사람이 아니고, 1년쯤 지나면 세포가 모두 신진대사 되며, 그 신진대사의 원동력은 피다. 그렇다면 나이를 먹으면 먹을수록 젊은 세포를 만들겠다고 하는데 피가 필요하게 되겠지요. 그런데 성인은 피가 일단 차면, 그 다음에는 많이 필요하지 않으니까 골수에서 조금씩 만들면 된다고 하는 설에 나는 찬성할 수가 없는 것입니다.

그러나 애기 내용을 알게 되면 될수록 오늘의 모리시타 학설이라는 것과 기존 학설이라는 것은 대립된 별개의 것이 되는 것입니다. 그런데 무엇을 대상으로 하여, 도대체 암 대책 자금을 27억 엔이나 내고 있나 그 말입니다. 효과가 오르고 있다면야 좋겠지요. 그러나 하나도 성과가 안 오르고 있는 것이 현실 아닙니까. 암환자는 날마다 늘어나기만 합니다. 암이라는 것은 정체를 모르는 것이니까 하면서, 용서는 되고 있다고 해도 다른 과학기술진흥에 대한 예산의 사용이 이런 실정이라면 어떻게 되는 것입니까.

매년 20억, 30억의 돈을 쓰면서도 암환자는 늘어나기만 합니다. 이러한 사실에 비추어 행정청으로서는, 새로운 근거 있는 학설을 용감하게 취택하여 그 실험을 추구한다고 하는 방향에서 비로소 새로운 암 대책이라는 것을 세울 수 있는 것이라 생각합니다. 이 점, 행정청에 부탁드리고 싶은 바입니다.

내가 존경하는 분 중에 이학 전문가인 가토 오쿄고로라는 분이 계십니다. 그 분은 작년에 59세로 작고하셨습니다. 특허를 무려 300개나 낸 분입니다. 그런데 그 특허 발명을 어떻게 해서 했던 것이냐 하면, 깊이 연구를 하여 목표를 알 수 없게 되었을 때, 그 때 샛길로 들게 되면 연구는 영영 안 되는 것이니 출발점으로 되돌아가야 한다는 것이었습니다. 그리하여 연구의 목표가 바른가 그른가 하는 점을 재검토하고, 또 새로운 연구체제를 형성하지 않으면 새로운 분야는 결코 발견할 수 없다고 말씀하신 것을 들은 일이 있습니다.

그러니까 암 대책 역시 이때까지 열심히 해도 성과는 안 오르는 판에 그 안 오르는 원인을 추구하였을 때 백혈구 같은 문제가 나오고 했으니, 어떤 의미에서는 한편으로 하나의 연구체제로서 출발점으로 되돌아가, 장조혈설(腸造血說)과 적혈구·백혈구 문제 같은 것을 다시 검토해 볼 일이라고 생각하는 것입니다.

모리시타 학설이라는 것이 과연 바른지, 그른지 추구하는 일이 암 대책으로서 대단히 중요한 일이라고 생각합니다. 나는 그러한 내용이 쓰여 있었기 때문에 《혈구의 기원》이라는 책을 엊저녁에 찾아내어 읽어보았습니다. 이 책만큼 혈액에 대한 연구를 한 책이 일본 안에 달리 또 있다고 하면, 원장님 한번 소개해 주시지요. 이는 대단히 훌륭한 연구를 한 것이라고 나는 보고 있습니다.

그러므로 혈액에 관하여 이만한 깊은 연구를 한 분이 '적혈구란 어떤 경우에는 암세포로 변화하여 간다. 그러니까 암세포는 분열증식하지 않는다'고 한 것에 대해 바른가, 그른가 추구할 일이라고 나는 생각하는 것입니다. 위원장께서도 다시 기회를 만들어, 이 문제에 대한 논의를 더 할 수 있도록 해주셨으면 하고 부탁드리는 바입니다. 대단히 감사합니다.

PART 5

암 자연치유법

암, 두렵지 않다

한번은 지방에서 교직생활을 한다는 분이 나의 사무실을 찾아왔는데, 첫 대면의 방문객은 덮어놓고 나에게 자기의 '생명의 은인'이라면서 선물과 함께 정중한 사의를 표했다. 영문을 몰라 혹시 사람을 잘못 안 것이 아닌가 반문했더니 "기준성 선생님이 틀림없지요" 하면서 다음의 사연을 털어놓는 것이다.

그는 말하기를 자기 내외는 부부교사로 십수 년간 교직에 봉직하면서 넉넉지는 못하나 남매를 키우면서 알뜰하게 가정을 꾸려갔는데 1년 전 부인이 뜻밖에 위암으로 판명되었단다. 결국은 병원에서 수술까지 했으나 이미 때가 늦어 절제를 하지 않고 그대로 봉합만 하고 가망이 없는 상태에서 절망에 빠져 있을 때 동료교사 한 분이《암 두렵지 않다》(이 책의 전 제목)는 책을 서점에서 구해 가지고 와서 보게 되었다는 것이다.

병원에서는 속수무책이었기 때문에 기대는 하지 않으면서도 지푸라기라도 잡고 싶은 심정에서 그 책을 열심히 읽고 한 가닥 희망으로 나에게 편지로 문의를 해 동의부항도 주문하여 시키는 대로 그동안 쭉 해왔다는 것이다.

가족이 모두 현미식을 하고 환자에게도 오직 현미·율무 미음을 떠먹이면서 환부 쪽에 동의부항요법을 꾸준히 실시했더니 1개월쯤 지나면서부터 기적이 일어났다고 한다.

처음에는 물도 잘 넘기지 못하고 토해버리던 환자가 차츰 현미밥을 오래 씹으면 삼킬 수가 있고 소화가 되면서 4개월 후에는 직장에도 나가게까지 되었고 6개월 되던 때 병원에 가서 진찰을 한 결과 거의 완치에 가깝도록 종양이 사라졌다면서 담당의사도 어떻게 이런 기적이 일어났는지 모르겠다고 놀라더라는 것이다.

정말 흐뭇하고 반가운 일이었다. 실은 나는 그 환자나 가족을 직접 만난 일은 없었고 다만 몇 번 서신 왕래를 통해 식생활에 대한 기초적인 조언과 동의부항요법을 가르쳐 준 것인데 그대로 믿고 열심히 실천한 결과, 환자는 오직 자기의 힘으로 거뜬히 회복된 것이다.

병을 고치려면 우선 잘못된 식생활부터 바로잡고 인생을 거듭나는 노력부터 선행해야 한다. 그렇게 하여 병원에서 가망이 없다는 암 말기 환자도 자연치유가 되는 예는 수없이 많다.

《암 두렵지 않다》의 원저자인 모리시타 게이이치 박사는 혈액

생리학의 대가로 현대의학에서 출발했으면서도 드물게 동양 고유의 자연의학에 접근하여 골수조혈설과는 다른 장조혈설에 입각하여 기존의 암 학설과 현대의학의 허구를 예리하게 비판하였다. 그는 다음과 같이 갈파하였다.

"두려운 것은 눈앞의 암이 아니라 현대의학 자체가 암처럼 되어 가고 있는 데 있다. 그야말로 기형적으로 무분별하게 증식 분열해 온 현대의학이야말로 하루빨리 알칼리성의 비옥한 땅 위로 다시 이식되어 진정한 생명과학으로 재건되지 않으면 안 된다. 암이 암(현대의학)에 의해서 정복되리라는 가능성은 절대로 있을 수 없는 망상이고 세기적인 난치병으로서의 암의 등장은 현대의학을 근본적으로 재건하기 위한 사명을 띠고 출현했다고 할 수 있다. 따라서 암 연구는 장차 의학 재건과 혁명을 불가피하게 할 것이다."

《암 두렵지 않다》는 일본에서 수십만 부가 판매되었고 나에 의해 한국에 처음 소개되어 많은 암환자에게 희망과 용기를 주었다. 시간이 흐를수록 그의 주장이 옳다는 것을 차츰 학계에서도 인정하는 추세이다. 그는 한국에도 여러 번 와서 나와 함께 순회강연을 한 바 있다.

암의 예방과 치료는 무엇보다도 철저한 정혈작용이 필요하다. 따라서 바른 식생활을 통해 체질을 개선하지 않으면 안 된다. 주식으로 현미·율무 채식을 해야 하며, 환자는 일체 가공식이나 육식 등을 하지 않아야 한다. 또한 마음가짐을 긍정적으로 갖고 감사한 생활을 해야 한다.

율무의 효과　　　　율무는 볏과에 속한 1년생 초목으로 탄수화물, 조단백, 유지방, 효소, 미네랄 등이 많고 게르마늄, 기타 항암성분이 함유된 뛰어난 식품이다. 본초학에서는 율무가 이뇨·해독·정혈작용이 있고 자양분이 많아서 모든 병의 치료식으로 좋다고 나와 있다. 특히 종양성 질환에 효과가 있어 이를 상식하면 무사마귀도 떨어진다. 장기적으로 먹으면 위궤양, 종양, 신경통, 당뇨병, 신장병, 간장병, 부인병 등의 치료에도 도움이 되며 피부미용과 입냄새 제거에도 효과가 있다.

그러나 율무가 건강식품이라 해서 과용하면 남성 발기불능이 되는 수도 있고, 임신 초기의 여성이 과용하면 자연유산이 되는 예도 간혹 있다. 특별한 약효가 있는 먹거리는 그만큼 강한 성분의 작용이 있기 때문에 알맞게 사용해야지 덮어놓고 과용하는 것은 삼가야 한다.

암환자는 현미 6, 율무 2, 검정콩 1, 팥 1의 비율로 밥을 지어 먹되 한 숟갈에 적어도 100번 이상 씹어서 먹는 것이 비결이다. 되도록 소식을 하고 언제나 공복감을 느끼고 있을 동안은 암세포는 결코 진행하지 않는다.

현미·율무식을 해도 별다른 효과를 못 보았다는 사람은 대개 성질이 급한 사람으로서 제대로 씹지 않고 먹기 때문이다. 밥알 한 알 한 알이 바로 내 몸을 지켜주는 수호신이라 생각하고 지극히 감사한 마음으로 100번 이상 씹어 먹으면서 환부 쪽에는 동의 부항요법을 매일 하루 한 번씩 한 달간 실천하면 반드시 놀라운 체험을 하게 될 것이다. 길은 얼마든지 있다. 그리고 뜻있는 곳에 길은 열리게 마련이다.

암 자연요법

● 정상세포를 죽이는 문명생활 ●

암환자가 갈수록 격증하고 있다. 현대인은 누구나 자신도 언젠가 암에 걸리지 않을까 하는 공포심으로 전전긍긍하며 살고 있다. 만약 당신이 암이라는 선고를 받았다 해도 하루 한 공기의 밥을 먹을 수 있고 2km 이상의 거리를 혼자 걸을 수 있으면 아직 때는 늦지 않다.

다음에서 소개하는 자연요법을 실천하면 회생할 수 있는 희망과 가능성은 얼마든지 있다. 낙담하지 않아도 된다.

병원에서 버림받은 암 말기 환자가 자연요법을 실천하여 기적적으로 완치된 예는 많이 있다. 나의 지도를 받고 암을 완치한 분들의 얘기가 《건강다이제스트》라는 잡지에 취재·보도되어 그간 애독자로부터 문의가 쇄도하였기에 집에서 할 수 있는 암에 대한 자연요법을 차례차례로 알려주고자 한다.

멀쩡했던 사람이 차츰 기운을 잃고 식욕이 떨어지면서 체중이 줄고 피부색도 거칠어지고 원인불명으로 시름시름 앓게 되어 종합병원에서 정밀검사를 했더니 위암 또는 간암 등 뜻밖의 선고를 받는 경우가 있다.

이렇게 암으로 판명되면 그날부터 중환자로 취급되어 주위에서는 쉬쉬하면서 가족들은 절망과 비통에 빠지고 환자 자신에게는 병명을 사실대로 말해주지 않는 것이 하나의 불문율처럼 되어 있다.

병원에서 암환자를 치료해서 5년 생존하면 성공했다고 보지만, 암은 결코 수술이나 항암제, 방사선 치료 등으로 완치되는 병이 아니다. 그 실체를 알면 조금도 두려워하지 않아도 되고 불치병은 더더욱 아니다.

암세포가 발생하는 배경에는 반드시 피가 극도로 오염되고 있다는 것을 전제로 하기 때문에 암은 어떤 경우나 국소병이기 전에 전신적인 혈액질환임을 우선 명심해야 한다.

잘못된 식생활과 환경오염 등 왜곡된 문명생활로 인해 혈액이 탁하게 되어 어느 한계에 이르면 혈액이 본래의 기능을 상실하여 세포가 부분적으로 죽게 된다. 이때 생체의 위급 상태로부터 스스로 모면하려는 수단으로 비상돌파구로 선택된 곳이 바로 암종양

등의 발생부위가 되는 것이다.

암이야말로 위험에 처한 내 생명을 연장하는 정화조나 구명대 역할을 해주는 지극히 고마운 필요악과 같은 것이다. 암 발생의 원인과 배경을 도외시하고 그저 국소에 자리 잡은 종양만을 불구대천의 원수대하듯 재빨리 도려내고 박멸하면 된다는 현대의학의 기계론적 방법론으로는 결코 완치를 할 수 없다.

• 자연식이나 단식상태에서는 암세포의 증식이 억제된다 •

암으로 판명되었다 하더라도 당황하지 말고 차분한 심정으로 이제까지 잘못된 생활을 하나하나 개선하는 노력을 하면 의외로 전화위복의 기적을 만들 수 있다.

암은 함부로 건드리지 않으면 금방 악화되는 것이 아니고 비교적 오래 견디는 만성염증성 질환인데 흔히 서둘러서 악화시키는 일이 많다.

유명인사나 돈 많은 사람이 암에 걸렸을 때 빨리 손쓴다는 것이 도리어 조기발견에 조기치료하여 조기사망을 재촉하는 경우도 있는 것이다.

암은 한번 잘못 건드리면 걷잡을 수 없이 흉포해지기도 하지만 자기를 진실로 알고 순리로 다스리는 사람에게는 다시없이 온순해지는 면이 있다.

암의 특성은 육식 과다나 고단백 영양식을 하면 빨리빨리 자라는 반면, 자연식이나 단식상태에서는 정상세포보다 암세포의 생명이 약화되어 증식이 억제된다. 그래서 영양공급을 차단하는 기아요법 같은 방법이 암치료에 효과적인 것이다.

• 자연요법의 세 가지 원칙을 지켜야 한다 •

자연요법이란 몸의 자연성을 회복하기 위한 가장 자연스런 방법으로서 일체 부작용이 없어야 한다. 다음의 세 가지 원칙은 필수적으로 실행해야 하는 것이다.

마음가짐 암의 발병에는 심리적인 요인이 큰 비중을 차지한다. 심한 충격을 받았거나 마음의 불안, 갈등, 절망, 좌절, 증오감 속에 과로가 겹치면 혈액성상이 불균형을 초래하여 암 발생의 소지를 만든다.

암환자의 성격은 대체적으로 공통점이 있는데 너무 외곬으로 생각하는 성격, 아집과 자만심이 강하고 감정처리가 미숙한 사람, 책임감은 남달리 강하면서도 병적일 만큼 결벽성이 있거나 내성적이고 폐쇄적인 성향으로서 혈액형은 A형이나 AB형에게 많은 편이다.

암을 유발하는 자신의 잘못된 생활과 습관을 우선 반성·지양하고 평온한 심정에서 매사에 감사하고 대자연에 순응하는 자세를 가져야 한다. 긍정적이고 적극적인 생각으로 기쁘고 충족된 감정으로 마음을 항시 열고 남을 도와주는 자세를 갖는 것이 암 극복의 첫 번째 열쇠이다. 병을 치료하기에 앞서 인생을 바꾸는 노력을 하는 것이다.

바른 먹거리   현대병은 잘못된 식생활이 그 원인이라 하여 '식원병'이라고도 하지만 바른 식생활을 실천하면 암에 대한 예방과 치료도 가능하다. 먹는 것이 피가 되고, 피가 살이 되기 때문에 우리가 평소에 먹는 먹거리는 체질을 바꾸고 성격과 운명까지도 좌우하는 것이 된다.

암은 주로 편식이 심하고 설탕, 백미, 육류, 가공식품, 술, 담배, 약물을 상용하는 사람에게서 많이 생긴다. 그러나 철저한 현미·채식을 하되 일정기간 단식 같은 기아요법을 하면 암세포는 정상세포보다 빨리 붕괴된다.

주식으로는 현미 6, 율무 2, 검정콩 1, 팥 1의 비율로 밥이나 미음을 만들어 먹되, 한 숟가락의 밥을 100번 이상 씹어 먹는 것이 비결이다. 타액은 암세포도 분해하기 때문에 오래 씹어 먹음으로써 타액의 분비가 많도록 촉진하는 것이다.

부식으로는 미역, 김, 다시마, 버섯, 당근, 우엉, 연근, 된장, 생무즙, 양파, 마늘, 양배추, 죽염으로 만든 검정깨소금을 이용한다. 단, 어떤 음식도 과식은 금물이며 항시 일정한 공복감을 유지하도록 노력하면 암세포는 결코 자라지 않는다. 그리고 늘 기도드리는 마음으로 식사를 해야 한다.

네거티브 요법 동의부항으로 하는 네거티브 요법은 정혈작용에 의해 매우 위력적인 효과가 있다. 위암이나 간암, 유방암 등으로 환부가 딱딱해졌을 때에 그 부위에 동의부항으로 반복해서 시술하면 딱딱한 자리가 신기할 정도로 말랑말랑해지기도 한다.

강력한 진공압력으로 체내에 가스교환을 하여 환부 일대에 산소를 공급해주고 혈액순환을 촉진하기 때문이다. 부항을 붙인 자리에는 흑자색의 어혈 반점이나 수포반응이 나타나기도 하지만 이것은 체내의 노폐물과 유해독소를 분해·배출하기 때문이다.

네거티브 요법에서는 종래의 부항법과 달리 피는 한 방울도 뽑

지 않고 전신에 음압 충격만 주는 것이다. 부작용이 전혀 없다. 이
것을 1~3개월간 매일 계속하면 반드시 효과를 보게 된다.

  암은 강압적인 방법으로는 완치할 수 없어도 이상과 같은 자연
요법으로 체질을 개선하여 완치된 예는 수없이 많다.

암치료의 핵심

• 암은 무서운 게 아니다 •

나는 암치료를 위해, 또는 그 예방을 위해 '정신요법·식사요법·이학요법'이 시도되어야 한다고 생각하고 있다. 이것은 어느 것이나 정혈요법인데, 여기서는 그에 관해서 각기 간단하게 설명을 덧붙이고자 한다.

먼저 암환자에게는 정신적 스트레스가 누적되어 있다는 사실을 잊어서는 안 된다. 지금 내가 상담을 맡고 있는 사례 중에는 고부 간의 정신적 갈등이 그 원인이 되는 듯이 보이는 몇 가지 사례가 있다. 이런 경우에는 깊이 잠행하여 눈에 보이지 않는 문제점을 해결하지 않으면 병도 안 고쳐진다.

그런 뜻에서 더 자연스러운 생활환경에의 전지요법이 주효하다. 발암에 이르게 한 생활조건의 쇠사슬을 끊고 아름다운 산이나 바다를 바라보며 '자연과 대화하는 나날'에다 몸을 의탁하게 된다면, 그에 의해서 혈액은 정화되고 체세포는 소생하게 될 것이다.

생활조건이나 식생활을 바꾸고, 자잘한 일에 신경을 안 쓰면서 평온한 정신상태를 지니기 위해서도, 가능하다면 이때까지의 생활을 청산하는 것이 좋다. 단호한 생활혁명으로 기분을 새롭게 바꾸는 것도 암과 결별하는 첫걸음이 된다.

또 암환자에게는 학습도 필요하다. 지금까지 이런저런 얘기를 해온 암의 정체를 정확하게 이해하여 암 공포의 관념을 씻어 두는 것 또한 빼놓을 수가 없다.

현대의학의 일반 통념으로는 암이야말로 악마이며, 동시에 박멸되고 완전히 정복되어야 할 원수 바로 그것이다. 따라서 현대의학의 이론에 입각하여 "암은 무섭지 않다"고 내세우는 문구는 명백히 탁상공론이며 억지로 큰소리쳐 보는 것에 불과하다.

지금의 암이론에서는, 암세포는 끝없이 분열증식을 계속하는 비가역성(非可逆性)의 세포이며, 또 그와 같은 세포의 집합체인 암종은 우리의 생명을 좀먹는 악마이기 때문에 "암은 무섭지 않다"고 하는 결론을 아무리 생각해도 끄집어 낼 수가 없다.

"암은 무섭지 않다"고 하는 생각은 우리의 새로운 암이론에 의하지 않고는 도저히 도출해낼 수가 없는 이야기이다. 나의 의학이론에 의하면 암종은 혈액의 오염을 시사하는 신호이며, 구급수단이며, 안전변이며, 정혈장치이므로 오히려 환영받아 마땅할 존재인 것이다. 그렇기 때문에 "암은 무섭지 않다"는 것이다. 정말 무서워해야 할 것은 진짜 암, 즉 혈액의 오염을 가져오게 한 날마다의 잘못된 생활조건인 것이다.

• 소식과 단식을 시작하라 •

다음으로 정신적인 문제와 함께 중요시하지 않으면 안 될 것이 바로 음식물이다. 암에 걸릴 체질, 안 걸릴 체질은 대체로 결정된다. 실제로 암환자가 좋아하는 식사 내용에는 일정한 경향이 있어서 외국에서는 육식 과잉이고, 일본이나 한국의 도시에 있어서도 바로 그것이다. 다만 일본 농촌에서는 삼백(三白)의 해, 즉 백미, 백설탕, 화학조미료에 의한 것이 많다.

인간, 특히 동양인의 신체는 식물성의 자연식이 알맞게 되어 있기 때문에 자연의 질서에 따른 이 식성을 지키는 한, 우선 암에 걸릴 염려가 없고, 또 걸렸다 해도 이러한 자연스런 식성을 확보하여 간다는 것이 그 치료를 위해서도 필요한 것이다. 그리고 초기의 암에는 절식이나 단식이 지극히 효과적인 것이다.

여기서 잠깐 단식의 효과에 대해 언급해 두고자 한다. 대체로 현대 문명병의 주된 원인은 미식의 과식에 있다. 알기 쉽게 말한다면, 맛있는 것의 과식이 수많은 병을 일으키고 있다.

따라서 대부분의 병은 우선 소박식(자연식)을 소식하든지, 눈 질끈 감고 단식하면 좋아진다. "먹지 않는다는 것은 몸을 약화시킨나"고 하는 일반 통념에는 근본적으로 반성해야 할 점이 있다. 나는 일찍이 "단식이란 부족함의 영양이다"라고 말한 바 있다. 이 점을 잘 이해해줬으면 한다.

실제로 단식하게 되면 해독과 함께 젊어지는 생체반응이 일어난다. 그것은 선택적인 자식작용(自食作用)이라 해도 좋을 것이다. 체내의 병적인 조직, 예컨대 염증이나 종양 같은 조직이 속속 파괴되어서 체외로 배설되어 나간다. 그 때문에 적당한 기간 동안 단식한 생체에는 건강한 조직세포만이 남아 있게 된다. 그리하여 단식 후 바른 식사를 하게 되면서, 이 붕괴되고 배설된 병적인 조직은 건강한 세포에 의해 수복되는 것이므로 건강해지고 젊어지는 효용을 겸해서 볼 수 있게 된다.

자연히 암을 만드는 순계(純系)의 동물들은, 벌써 생명력 없는 인공의 고형사료를 몇 세대에 걸쳐 투여받아 왔다. 인간에 있어서도 사정은 같은 것이다. 이들 순계 동물의 암 발생을 억제하는 방법은 극히 간단하다. 그것은 고형사료를 자연의 식물성 식사로 바꾸거나, 또는 주는 분량을 줄이거나, 단식시키거나 하면 되니까 말이다. 우리 인간의 암 역시 기본적으로는 이와 같은 태도로 임하면 되는 것이다.

1967년 11월 2일 존 히긴슨 박사(국제암연구소 소장)는 "공복과 영양불량은 암 방지에 효과가 있다"는 설을 발표했다. 또한 동물을 사용한 발암실험에서 음식물을 충분히 주지 않으면 이환율이 크다는 사실을 확인했다.

그는 또 "아프리카 원주민의 발암률이 서구 여러 나라에 비해 극히 낮은 것은 영양부족 때문이다"라고 말하고 있다. 그러나 이 영양부족이라는 말은 오해를 사기 쉽다. 서구 여러 나라에 비할 때 아프리카 원주민의 영양은 상대적으로 낮다는 것이지, 영양이 부족하다는 뜻은 아니다.

그러나 일반적으로 현대인들은 과식하는 경향이니까, 도리어 아프리카 원주민 쪽이 적정한 것인지는 알 수 없는 일이다. 그 때문에 그들은 건강하고 또 암에도 안 걸리는 것이라고 한다면, 영양부족이라는 표현은 적절한 것이 못 된다.

또 1967년 6월 21일에 열린 미국의학회에서 시카고대학의 앨버트 로린치 교수는 "어떤 식사요법으로 암세포를 아사시킬 수가 있었다"고 발표한 바 있다.

그 방법은 아미노산의 일종인, 페닐알라닌을 제한하는 식사요법으로, 이 필수아미노산의 섭취량을 줄여서 암세포의 증식을 쇠약하게 하여 아사시킨다는 것이다. 실제로 20명의 암환자를 대상으로 하여 1년 8개월에 걸쳐 이 식사요법을 시도했더니 그중 9명에게서 상당한 효과가 나타났다고 한다.

앞에 말한 바와 같이 미식의 과식이 발암조건이므로 이와 같은 식사제한 요법도 당연히 유효할 것이다. 그렇다고는 해도, 현대의학에서는 절식이나 단식의 효용에 관하여 아직 인식하고 있지 않다. 그러나 별의별 수를 다 써도 안 되게 되었을 때, 이러한 절식이나 단식의 효과에 눈이 가게 된다고 하면 아마 놀라 나자빠질 것임에 틀림이 없다. 그러나 단식요법에는 충분한 관리와 지도가 필요하다.

• 바른 식생활을 시작하라 •

현재 영양이나 음식물에 대한 생각에는 혼란이 많다. 그러므로 바른 음식물, 건강한 음식물이란 어떤 것이냐에 대해 먼저 공부하지 않으면 안 된다. 이를 위해서는 나의 저서《건강과 미용의 식생활》,《태어난 다음에는 이미 늦다》,《약이 필요 없는 건강법》등을 읽으면 참고가 될 것이다. 다만 여기서는 이러한 책에 쓰인 요점만을 간략하게 서술하고자 한다.

대자연의 원리를 지킨다 인간의 몸은 곡식 및 채식에 알맞게 만들어져 있다. 곡식이나 야채, 거기에 얕은 바다에서 손으로 잡을 수 있는 작은 물고기, 작은 새우, 그리고 해조류 같은 것으로 충분히 건강을 유지해 나갈 수 있도록 만들어져 있다. 아니 그렇게 먹지 않으면 진정한 건강체가 될 수 없는 것이다.

물론 자기 체질이 양성이냐, 음성이냐에 따라 '날것으로서의 푸른 채소를 풍부히 섭취할 것인가' 혹은 '익힌 근채류나 작은 물고기, 작은 새우 같은 것을 많이 섭취할 것인가'는 적당히 가감하지 않으면 안 된다.

그러나 식생활의 중심은 역시 주식으로서, 우리에게는 배아가 달려 있는 싹이 날 수 있는 곡물이 가장 좋은 것이다. 건강한 사람이건, 병자건 현미·채식이 최고의 음식물이 되는 것이다. 다만, 체질 문제 외에 계절·연령·성별을 따져 부식의 선정에 신경 써야 할 것이다.

주식 중심의 식생활을 한다 어느 민족이나, 또 어느 인종이나 자기들이 살고 있는 곳에서 가장 많이 생산되고, 가장 균형이 잘 맞는 음식물이 주식으로 되고 있다. 그리고 그곳에 사는 사람들의 생리는 조상 대대로 가장 많이 먹어온 음식물 즉, 주식이 피가 되고 살이 되는 것이다. 어렵게 말한다면, 음식물에 대한 적응이 완성되어 있는 것이다.

따라서 주식 중심의 식생활이 가장 무난하고 또 바람직스러운 것이다. 그러한 의미에서 요즈음의 영양학자들이 "주식을 그만두고, 육류나 야채의 균형을 이루어 먹으라"고 주장하는 것은 우습기 그지없는 것이다. 한마디로 "육류와 야채의 균형을 이룬다"고 하는 것은 쉽지만, 그것은 지나치게 관념적이어서 실제로는 불가능에 가까운 일이다.

도대체 무엇을 기준으로 하여 균형을 생각해야 하는 것인가. 설사 양자의 산·알칼리의 도수가 정확하게 계측된다고 해도, 주체인 인체의 체질이나 이용률의 차이를 어떻게 계산하겠다는 것인가.

잘 씹는다 세상이 너무 번잡하다 보니, 음식물을 잘 씹어서 먹을 여유도 없어져 버렸다. 그래서 꿀떡꿀떡 삼키는 바람에 위장장애를 일으키거나, 다른 여러 가지 병에 걸리게 되는 사람들이 부쩍 늘어났다.

몸이 쉬이 피로해진다, 위장이 어째 언짢다, 감기에 잘 걸린다고 하는 사람들은 먼저 음식물을 철저하게 씹어 먹어 볼 일이다. 음식물을 잘 씹으면 음식물의 절대량이 적어지니까 위장의 부담이 크게 줄어든다. 그 위에 음식물의 영양분은 완전히 이용되게 되기 때문에 1주일만 계속하게 되면, 앞의 증상들은 씻은 듯이 없어지고 말 것이다.

당뇨병이나 고혈압 증상도 2~3개월이면 대체로 근치된다. 시판하는 위장약이며 소화제 따위보다는 자신이 분비하는 타액이 얼마나 더 효과 있고 확실한 것인지 한번 시험들 해보기를 권한다.

꿀떡꿀떡 음식물을 넘기는 것은, 대체로 신경질적이며 침착성이 없다는 증거다. 그런 사람이 잘 앓아눕는다. 그러므로 병자에게는 식사의 내용뿐 아니라 태도 또한 가르칠 필요가 있는 것이다. 한번 입에다 밥(현미)을 넣은 다음에는 반드시 수저를 내려놓고 적어도 50번, 가능하다면 100번쯤 씹은 다음 삼키도록 훈련시켜야 한다.

이것을 할 수 있게 될 때 우선 웬만한 병은 나아간다. "별 뚱딴지같은 소리를 한다"고 말할지 모르지만, 한번 시험해 보고 나서 말은 다시 해야 한다. 그것을 시험해 볼 용기가 있는 사람에게만 무한한 은총이 내리게 되는 것이다.

밥 먹고 바로 물이나 국을 마시는 식사법은 좋지 않다. 밥 먹은 후 30분 이상 지난 후에 물을 마시는 습관을 가져야 한다. 또한 밥을 오래 씹기 위해서는 반찬은 되도록 적게 먹고 수분을 적게 섭취하는 것이 좋다.

일상의 식탁에 오르는 음식물은 방부제나 인공염료 따위 이른바 식품첨가물이 들어간 가공식품이 아닌, 자연식품을 선택할 필요가 있다. 가능하다면 화학비료나 농약 같은 것을 사용하지 않고 재배된 자연농법의 식품을 구하는 것이 좋다.

이와 같은 자연농법을 영위하고 있는 종교단체나 독농가도 있을 것이므로, 되도록 밀접한 연락을 취하여 자연농작물을 입수하도록 마음 쓸과 동시에 그것을 육성하여 갈 수 있도록 협력하는 것도 바람직하다. 농가에서 영농하는 분들도 그 연구 실행에 힘쓰도록 부탁드리는 바이다.

또 나는 오랫동안 3대 강화식품으로서 곡물의 배아, 엽록소 및 유산균이나 효소의 필요성을 주장해온 바 있다. 물론 암에 있어서도 이 3대 강화식품은 각기 특이한 구실을 다하고 있다. 이에 대해서는 뒤에서 구체적으로 설명하겠다.

• 배를 따뜻하게 하라 •

두말 할 것도 없이 우리의 생명을 유지하기 위한 에너지는 음식물에서 비롯되고 또 그것은 장에서 처리되기 때문에 예로부터 '뱃심이 좋다, 뱃속이 꺼멓다, 배가 뒤틀린다, 배부른 흥정……'과 같이 배와 관련된 말들이 많다. 이것은 육체의 건강은 말할 것도 없고 정신상태 또한 배와 밀접한 관계를 맺고 있음을 보여준다.

건강하게 되기 위해서는 무엇보다도 배를 튼튼하게 하지 않으면 안 된다. 그리고 자기의 배가 튼튼하고 컨디션 좋은 기능을 영위하고 있는가 아닌가에 대한 판단은 변의 상태를 보면 알 수 있게 된다.

악취가 나지 않는 방향을 내는 것 같은, 두툼하고도 기다란 배변일 때 배는 호조인 것이다. 이러한 사람이라면 요새 감기 한번 안 든 사람으로서 우선 암 걱정도 없다. 우리의 조사에서도 암환자는 악취가 강한 배변이나 방뇨를 한다는 가족들의 증언이 압도적으로 많았다.

어쨌거나 혈액을 깨끗이 한다고 하는 것은, 장을 깨끗이 하기 위하여 바른 식사를 하는 것 외에도 정장을 하고 장내에 유산균을 번식시키는 상태에 이르는 것이다. 어느 부위의 암이건, 암환자는 크든 작든 간에 장의 기능이 흐트러져 있다. 그래서 암환자에게는 복부의 온엄법(溫罨法)을 권장한다. 그 방법에는 여러 가지가 있으나 우리가 권장하고 있는 방법을 소개해 보겠다.

먼저 황토 분말 50g을 1L의 물에 넣어 그것을 거의 1시간 동안 끓인다. 이것을 1주일만 정치하게 되면 옅은 유백색의 상증과 침전물로 분리된다. 그 상증만을 다시 가온하여 인체의 온도보다 좀

따뜻한 정도가 되면 거기에 효소액 20cc를 용해시킨다. 이 효소액을 타월에 적신 다음 가볍게 짜서 복부에 댄다. 그 위에 적당한 베를 덮고 기름종이나 비닐로 덮는다. 다시 그 부위에 곤약을 삶아 얹고 전기담요로 덮든지 하여 열이 새어나가지 못하도록 한다.

이와 같은 복부의 온엄법은 아주 기분도 좋고 또 실제로 복부장기의 혈액순환도 잘 되게 하기 때문에 여러 가지로 병상 호전의 반응들이 나타나게 된다. 더러는 밤새껏 대고 있던 타월에서 악취가 나는 수도 있지만 그것은 체내의 독소가 빠져나온 것이다. 또 장의 활동이 활발하게 되면서 놀랄 만큼 많은 양의 변이 나오거나, 신장의 활동이 소생하여 계속 소변을 누게 되거나 한다. 이 방법은 다른 만성병의 치료에도 유효하다.

지금까지 말한 바와 같이 복부의 온엄법은 체내 독소의 배설을 높이면서 혈액 정화를 위해 적극적인 공헌을 하게 된다. 한편 장내에 유산균을 번식시킬 필요도 있다. 이를 위해 유산균 음료나 효소음료(또는 분말)를 마시는 것도 하나의 방법이 될 것이다.

요컨대 암환자는 자신의 힘으로 자신의 병을 고쳐 나가지 않으면 안 되는데, 그러기 위해서는 기초적인 조건이라는 것이 있다. 그렇다고 대단히 까다로운 문제가 기다리고 있다는 말은 아니다.

먼저 암이라는 것이 혈액병이며 결코 무서워해야 할 병이 아니라는 사실을 충분히 이해하는 가운데 애써 자연스런 생활(자연스런 환경에서 자연식을 하고 자연과 대화하는 생활)에 익숙해지도록 노력하면 되는 것이다.

또 한 입에 넣은 밥을 100번 씹기, 현미식·채식을 철저하게 시도해 볼 일이다. 보조적 수단으로 하우저가 말한 3대 강화식품을 먹고 한방약도 써본다. 그리고 복부온엄법으로 체내의 독소나 노폐물을 배설하면서 정혈을 도모하면 되는 것이다.

자연치유되는 암

이미 몇 번이나 강조해온 바와 같이 암은 국소병 아닌 전신병이며 또 혈액질환이다. 더 구체적으로 말하면 혈액의 오염이 암의 정체이고, 암종은 그 적응반응의 하나로서 체내의 허약한 곳에 만들어지는 조직증식인 것이다. 그리고 그 생리작용은 이 혈액의 오염을 중화하고 해독하는 데 있다.

따라서 이 국소의 암종을 적대시하고 이에 공격을 가하며 그 소멸을 꾀하는 치료법은 기본적인 사고방식과 자세에 있어서 중대한 과오를 범하고 있는 것이라고 할 수 있다. 이러한 의미에서 현행의 암 치료대책에는 근본적인 변혁이 요청되는 것이다.

암 치료대책은 한마디로 말할 때 생활혁명이다. 여러 가지 생활조건의 잘못을 교정하면서 더 자연스럽고, 더 쾌적한 생활조건으로 조정할 때 암은 자연치유되는 것이다. 그 조정된 생활조건 중에서도 '정장(整腸)·정혈(淨血)이라는 목적의 달성'이 전제조건으로 된다.

암이 자연치유된 경우는 뜻밖에 많다. 암 전문의가 손을 들어 버렸는데 어떤 종교에 입신하여 안심입명의 경지에 도달한 나날을 보내는 사이 어느 결엔가 모르게 암은 나아버렸더라고 하는 실례도 있다.

이와 같은 말을 모두 액면 그대로 받아들일 일은 아니지만, 암전문의가 말하는 것처럼 그 모두를 부정해 버릴 일만도 아니다. 아마 그런 얘기의 거의 대부분이 사실일 것이다. 암 전문가가 이러한 말들을 부정하는 것은 그 병의 정체를 잘못 알고서 그것을 특수한 색안경으로 바라보기 때문이다.

현대의학에서 말하는 암이론에 의하면, 암이 자연치유된다는 사실은 있을 수 없는 일이다. 왜냐하면 암의 정의에 의할 때 '일단 암세포화하면 그것은 무한히 분열증식을 계속 하는 것'이기 때문이다.

그러나 나의 견해에 의하면 그런 일이야말로 있을 수 없는 말인 것이다. 현실적으로 자연치유된 예는 동·서양을 불문하고 많이 있다. 이러한 것을 볼 때 역시 암에 대한 인식을 바꾸어야 할 필요가 있는 것이다. 그리고 우리의 새로운 암이론에 의할 때, 암종은 혈액의 오염에 의해 나빠지는 것이니까 그 혈액의 성장만 정상화하게 되면 두말할 필요 없이 자연히 낫게 된다고 할 수 있는 것이다.

암의 자연치유에 대해서 미국의 에버슨 박사는 "갱년기 여성의 위암은 자연히 치유되기도 하는데 그 실례도 몇 가지 있다"고 말한 일이 있다. 실제로 일본에 있어서의 위암 사망률을 더 자세하게 조사해 보게 되면 여성에서는 젊을수록 많고 갱년기로 갈수록 줄어들고 있다. 반대로 남성에 있어서는 나이가 많아질수록 그 사망률은 늘어나고 있다. 이러한 사실을 두고 생각할 때 체내에서의 호르몬의 분비상태가 암의 증식이나 치유기전에 크게 관계되고 있는 것임을 알게 된다.

그 밖에도 암의 자연치유에 호르몬이 관계되고 있는 듯하다. 암은 신장암, 세모상피암, 악성흑색종에 있어서 자연치유된 사례가 비교적 많다는 데서도 생각해 볼 수가 있다.

신장은 에리트로포에틴(또는 그 유사물질), 세모상피는 고나도트로핀이라고 하는 호르몬을 생산하고 있으며 그 분비상태의 변화가 다른 호르몬의 분비를 유발하고 그에 따라서 암의 자연치유가 촉진되는 것이 아닌가 생각되는 것이다. 물론 이 경우 역시 혈액 정화가 그 전제조건이 되는 것이리라.

그런데 현재 정식으로 허가된 항암제가 십수 종류나 된다. 또 지금 개발 중에 있는 것도 몇 종류가 되니까 20종류를 넘게 될 것이다. 그러나 이들 항암성 화학물질들은 국소의 암종에만 작용하는 것은 아니다.

만약 그러한 화학물질들이 국소의 암세포에 결정적인 타격을 준다고 할 것 같으면 동시에 다른 장기의 조직세포한테도 결정적인 타격을 주지 않겠는가. 다시 말하면 암세포에 가해지는 충격력에 비례하여 그 개체의 자연치유력도 쇠퇴해가는 것이다. 이런 까닭으로 해서 항암제의 사용은 종종 역효과를 내는 일이 있다는 점을 여기서 다시 분명히 지적해두고자 하는 것이다.

최근 조금 생각을 하게 하는 사건에 이른바 무좀 재판이 있었다. 피해자는 무좀 치료를 위해 국립제일병원에서 약 50회의 엑스선 조사를 받았는데 그것이 원인이 되어 피부암에 걸렸다. 그는 두 발을 절단 당하여 취직도 할 수 없는 상태로 되었으니 손해배상과 위자료(944만 엔)를 지불하라는 고소를 제기했다.

이 사건은 9년 동안 법정 투쟁이 전개된 다음 1969년 2월 6일 피해자가 승소하게 됨으로써 여러 가지 생각을 하게 하는 문제점을 남기고 있다. 예를 들면 "아무리 고약스런 무좀이었다고는 해도 엑스선 조사를 할 필요가 있었던가", "그로 인해서 발암했다고 해서 두 다리를 자르지 않으면 안 되었던가" 하는 의문점이 남게 되는 것이다.

이 두 의문에 대해 나는 "아니다"라고 대답하겠다. 하여튼 엑스선이나 방사선은 가장 위험한 발암인자의 하나다. 그것을 암 치료의 구체적 방법으로 쓴다는 것을 원칙적으로 반대해야 할 일임에 틀림이 없다.

화학요법이나 방사선요법에 비할 때 수술요법은 다소 좋은 면도 있다. 그러나 암이라고 하는 병이 혈액병인 이상, 그 적응반응으로서의 암종을 도려냈다고 해서 그 병의 근원을 고친 것이라고는 말할 수가 없다.

수술을 해서 암이 나았다고 하는 사례가 있으나, 그것은 암종을 제거했기 때문이 아니다. 악마의 소굴을 제거했다고 하는 데서 오는 정신적인 안도감과 입원·수술에 즈음한 일시적인 단식을 계기로 음식물에 대해 변화한 취향성으로 인해 혈액이 정화된 때문이라는 것은 앞서도 말한 바와 같다.

보통 암은 빈혈을 수반한다. 그것은 적혈구가 암세포를 만드는 직접적인 재료로서 소모되기 때문이다. 그러기에 빈혈의 정도는 암종 증대의 정도, 즉 암의 진행 정도와 비례하는 것이라 생각되어진다.

일반적으로 적혈구 수 200만~220만(1mm³당) 정도의 빈혈까지는 견뎌낼 수 있으나, 그 이상의 빈혈이 될 때는 당연히 수혈을 하여 체력의 유지를 꾀하지 않으면 안 된다. 이런 경우의 수혈은 대단히 효과적이어서 환자에 대해서도 정신적으로나 육체적으로 크게 활력을 불어넣어 주게 된다.

물론 자신의 체력으로 만드는 혈액으로 자신을 지탱할 수 있도록 하는 것이 제일임은 말할 필요도 없다. 따라서 필요 이상으로 수혈한다는 것은 당연히 피해야 하는 것이다. 여기서 얘기를 다시 본줄기로 되돌리자.

나카하라 가즈오(中原和郎) 박사는《암》이라고 하는 책의 마지막 절 '자연히 고치는 힘'에서 뉴욕의 메모리얼 암병원 병리부장인 스튜어트 박사의 견해를 소개하고 있다.

여기에 그 내용의 일부를 소개하고자 한다. 참고로 스튜어트 박사는 암병리학의 진단에 있어서는 미국에서도 그를 따를 만한 사람이 없는 최고 권위자이다.

"자궁경부의 내소암(이제 막 생겨난 암, 즉 암의 최초기의 형태)에 있어서는 거기서 탈락해오는 암세포가 질의 분비물 안에서 검출된다. 이것이 자궁암 진단 방법을 제시한 파파니콜라우의 탈락세포 진단법이다. 물론 그 결과만으로 어떠한 경우고 확실한 진단을 할 수 있다는 것은 아니지만 아주 참고가 될 만하고, 특히 암세포학상 양성의 경우는 그 진단이 의심할 수 없는 것으로 된다.

그런데 이미 여러 번 분명한 암세포가 발견되어 양성이라 인정되었던 환자 가운데 음성이 되어버리는 수가 있다. 만약 처음의 양성을 최후의 암이라고 인정한다면(또 당연히 인정해도 좋을 일이다), 생리적으로 일어나는 세포의 탈락에 의하여 점막상피에서 암이 모조리 탈락하여 자연히 낫게 된다고 생각하는 것도 무리라고는 할 수 없다."

스튜어트 박사는 분명히 암이라고 진단된 자궁경부암이 자연히 나은 경우를 보았다고 말하고 있다. 그것은 1946년의 일인데 시험적으로 도려낸 소조직의 쪼가리는 어김없는 암이었으나 그 환자는 아무런 치료 조치를 받지 않았다. 그로부터 6년이 지난 1952년 그 환자에게서 암은 없어졌다. 시험적으로 도려낸 암조직은 직경 2mm 정도의 아주 작은 것으로 그것을 절제함으로써 암이 완전히 제거된 것이라고는 생각되어지지 않는다.

또 암이 전이를 한 경우에 있어서도 인간의 몸이 암세포를 억제하는 힘을 갖고 있는 증거 비슷한 사실이 있다. 역시 스튜어트 박사가 보고한 예를 소개해 보겠다.

55세의 부인으로 난소암 수술을 받아 완전히 나았는데 수술 후 3~5년이 지나 폐장에 생긴 암 때문에 재입원 2개월 후에 사망했다. 그런데 그 폐장암은 틀림없는 난소암의 전이였다. 폐장에 원발하는 암은 난소암과는 그 조직학적인 성질이 아주 다른 것이므로 난소암의 전이였다는 것은 의문의 여지가 없다.

초발부위의 암을 수술한 뒤 오랜 기간이 지난 다음 그 전이가 나타난 예는 무수히 있지만 여기서 3~5년이 지났다고 하는 점은 스튜어트가 경험한 가장 긴 사례였다고 한다. 이와 같은 현상은 만약 인체에 암에 대한 저항력이 없다고 할 때 거의 설명을 할 수 없는 것 아닌가 생각되어진다.

한 가지 더 스튜어트 박사가 경험한 재미있는 증례를 소개해 보겠다. 그것은 자궁근육종의 일례로서 골반으로부터 복막으로 퍼져 있어서 수술이 불가능했다. 시험적인 절제만 한 뒤, 라듐 조사(照射)를 했으나 아무런 영향도 없었다.

그런데 최후의 라듐 조사 직전 2~3시간 사이에 일대이변이 일어났다. 환자가 갑자기 고열과 함께 온몸에 담마진(蕁麻疹, 두드러기)을 일으키더니 동시에 2~3일 사이에 수 킬로그램에 이르던 커다란 암이 완전히 소멸되어버린 것이 아닌가.

이는 라듐요법이 효과를 낸 것은 아니었다. 라듐으로는 이런 대변화가 결코 2~3일 사이에 일어나지는 않는다. 그렇다면 이 암의 단백질에 무슨 변화가 일어나 그 변화한 단백질에 대해서 환자가 과민화하여 강력한 면역반응을 일으켰던 것일까. 그 후 십수 년이 지나 재진했을 때, 그 환자는 아주 건강하여 재발한 징후를 전혀 발견할 수 없었다.

이상과 같이 암의 자연치유 사례는 분명히 존재하고 있다. 암은 결코 불치의 병이 아닌 것이다. 다만 우리가 암의 자연치유 조건을 모르고 있을 뿐인 것이다. 현재 그 조건은 오리무중이지만, 분명히 말할 수 있는 것은 혈액 정화가 자연치유의 조건으로 발동한다는 점이다. 혈액 정화를 위해서도 우리는 의료와 영양에 대해서 의식혁명과 식생활 개선을 하지 않으면 안 될 것이다.

미국의 여류 과학자인 O.S. 데이비스 박사는 스스로 암을 극복한 체험에서 다음과 같은 짐을 암 극복을 위한 5대 조건으로 내세우고 있다.

❶ 자기가 평균 이상의 인간이라고 생각할 것

❷ 과로를 피하고 지나치게 신경을 쓰지 않을 것

❸ 되도록 일을 할 것

❹ 뭐든지 좋으니까 취미를 가지고 몰두할 것

❺ 나무나 산, 바다나 하늘에 관한 것을 생각하면서 대자연의 힘을 신뢰할 것

이런 마음가짐 위에 다시 식생활의 개선을 도모한다면 혈액 정화는 그렇게 어려운 문제가 아닐 것이다.

자연치유력을 부활하는 일반원칙

암을 고치는 데 있어서도 다른 병의 경우와 같이 자신의 자연치유력을 증강하지 않으면 안 된다. 이를 위해 필요한 일반원칙 몇 가지를 소개하고자 한다. 여기에 소개하는 원칙들은 지금까지 수많은 암환자들과 상담을 하는 가운데 찾아낸 공통적인 이야기이다. 개개인의 사례에는 차이가 있기 때문에 이외에도 주의할 사항이 많이 있지만 어떠한 암의 경우에 있어서나 통용될 기본적인 것만을 말하고자 한다.

'다른 치료법도 많겠지만 그 무엇보다도 암을 자연치유하는 일반원칙을 우선적으로 지켜야만 살아나게 된다.'

• 생수를 마신다 •

먼저 음식물의 조리나 약 달이는 데 쓰이는 물에 대하여 충분히 생각할 필요가 있다. 생활의 물 및 생리의 물에 대해서는 졸저《물과 생명》을 참조하기 바리며 암환자나 그 밖의 병자가 반드시 주의해야 할 점만을 말하고자 한다.

건강체는 물을 마셔도 좋다. 특히 양성체질이나 극양성질환(미식의 과식에 의해 일어나는 병)의 초기에 있어서는 생수를 많이 마셔서 체내에 축적된 독소나 노폐물을 배출하면 효과가 나타난다. 또 양성의 계절인 여름에는 우리 몸의 생리도 수분을 처리하기 좋은 상태로 되기 때문에 물 마시는 것을 제한할 필요는 없다.

그러나 음성체질이나 만성의 소모성 질환의 경우에까지 물 마시기를 권장함은 잘못이다. 그렇지 않아도 허약해 있는 장기조직 세포가 지나치게 주어지는 물의 처리로 인해 더더욱 작용을 약화시키게 될 것이기 때문이다.

그런 의미에서 암환자한테는 필요 이상의 물을 마시게 해서는 안 된다. 실제로 우리한테 찾아오는 암환자의 대부분이 차나 우유를 지나치게 마심으로써 조직수분의 이상정체를 일으키고 그로 인해 조직세포의 기능 저하를 초래하고 있었다.

물은 양뿐 아니라 질의 문제도 생각해야 한다. 특히 염소로 소독

된 물(수돗물)은 그대로 마시면 안 된다. 이 물에 포함되어 있는 염소가 체내의 요오드를 쫓아내 버리기 때문이다. 내분비장기인 갑상샘에는 생리적으로 이 요오드가 많이 함유되어 있다.

그러나 염소를 포함하는 물이나 정제식염의 염소가 이 요오드를 추방하고 그 대신 염소 자신이 그 자리를 차지하게 되면 갑상선의 활동은 정상에서 벗어나게 된다. 또 보통 산화촉매제로서 작용하고 있는 요오드가 없어짐에 따라 생체의 저항력도 뚝 떨어져 버리게 된다.

한편 할로겐이라 불리는 그룹은 원자가가 적은 것일수록 활성이 강하여 생체 안에 있는 원자가가 많은 다른 동류의 원소와 섞바뀌는 성질을 지닌다. 즉, 불소나 염소가 체내에서 요오드의 자리를 차지한다. 이런 점에서 생각하더라도 불소나 염소가 음료수에 섞인다는 점에 대해서는 충분히 경계하지 않으면 안 된다.

이런 까닭으로 해서 음료수나 요리 및 탕약 달이는 데 쓰이는 물은 반드시 하룻밤 이상 태양석과 함께 놔둔 물을 쓰도록 해야 한다. 그러면 이 태양석의 작용에 의해서 물 속의 과잉된 성분은 흡착 분해되고 또 부족한 미네랄은 보충되어서 알맞은 생리적 수질로 조정된다. 산성의 물도 알칼리성의 물도 자연히 중성으로 되어 우리 체세포에 대한 작용이나 맛에 있어서 모가 없는 원만한 생수로 변하는 것이다.

• 죽염을 권장한다 •

2천~3천 년 전의 일본 사람은 모두 100세 이상 사는 장수자뿐이었던 것 같다. 아니 실제로 그러했다. 일본의 조상들은 산자수명한 일본열도에서 자연의 원리에 따라 아주 낙관적인 생활을 하면서 천수를 다했었다.

자연농법에 의한 자연의 은총을 중심으로 하여 바른 식생활을 했기 때문이다. 생활에 쓰이는 물은 깨끗했고 또 음식물의 요리에 불가결한 소금도 현재와 같이 정제된 새하얀 것은 아니었다. 그때의 소금은 조염초를 태워서 만든 조염이었다. 그래서 요즘 여기저기서 보게 되는 염해는 없었다. 우리의 몸이 요구하는 것은 결코 순백의 식염(즉 염화나트륨이라는 모습의 소금)이 아닌 것이다.

현재 구마모토의 다카하시 나오시(高橋直土) 씨가 다시마를 태워서 이 조염을 만들고 있는데 그에 의하면, 조염에는 변비를 막고 숙변을 배제하는 작용이 있으며 간장병, 신장병, 당뇨병 등이 완쾌해진 예도 있다는 것이다.

나도 이 조염의 효과에 대해서는 지금 검토 중에 있으며 여러 가지로 흥미로운 결과도 얻고 있는 터이지만 어쨌거나 지금의 정백식염보다는 확실히 좋은 것이다. 따라서 식염은 정백하기 이전의 조염으로 사용하든지, 아니면 가능할 때 이 조염으로 바꾸는 것도 좋다고 생각한다.

순수한 식염(염화나트륨)은 전술한 바와 같이 그 염소가 체내의 요오드를 몰아내 버리기 때문이다. 조염이라 해서 이러한 염소가 없다는 것은 아니지만 동시에 요오드나 그 밖의 미네랄이 들어 있음으로 해서 그 유해한 측면을 없앨 수 있는 것이다.

더욱이 버몬드 의학에서는 이 요오드의 생리적인 가치를 높이 평가하여 혈액의 살균·정화, 에너지 대사의 촉진, 그리고 신경긴장의 완화에 이롭다고 말하고 있다. 예를 들어 항상 초조해 하고 참을성이 모자란 신경질적인 아이에 대해서는 루골요오드용액 한 방울을 컵의 물(또는 과즙)에 띄워 거기에 사과로 만든 초를 티스푼으로 하나 넣어서 주게 되면 2시간 안에 조용하고 참을성이 있는 아이로 변한다는 것이다.

여기서 조염에 포함되었다고 생각되는 각종 미네랄을 열거해 본다. 해초는 수분(6.0%), 단백질(7.5%) 섬유(7.2%), 질소(45.2%), 지방(0.3%) 및 회분(33.6%)으로 되어 있고, 그 회분에 미네랄이 포함되어 있다.

그 밖에 알루미늄, 스트론티움, 실리콘, 망간, 동석, 납, 바나디움, 아연, 티타늄, 크로뮴, 발륨, 은 등도 극히 적은 양이기는 하지만 들어 있다.

한국의 죽염(竹鹽)에 대해서 말하지 않을 수 없다. 한국 전래의 죽염은 청죽 마디 속에 천일염을 넣은 다음 송진과 황토로 봉해서 1,300℃의 고열에 아홉 번 구워 용암처럼 결정된 것이다.

이렇게 만든 죽염은 유황성분이 많은 강장식품으로서 산화환원 전위치가 최고로 높다. 암에 걸리기 쉬운 저체온(低體溫) 음성과다 체질에는 뛰어난 효과가 있다. 특히 죽염 40%를 넣은 검정깨소금을 반찬 대신 상용하면 매우 효과적이다.

• 야생·소박식이 몸에 좋다 •

건강한 몸을 유지하기 위해서나, 병을 고치기 위해서나 몸이 필요로 하는 것은 육류·우유·달걀이 아니라 주로 식물성의 식품이다. 흙에 뿌리면 싹이 트는 배아가 달린 곡물, 엽채류 및 근채류가 중심이 된다.

같은 식물이라도 화학농법에 의한 농작물이나 온실재배한 청정야채는 생명력이 약하다는 것을 알아야 한다. 따라서 되도록이면 자연농법에 의한 농작물이나 야생식물의 강한 생명력을 섭취하도록 배려해야 한다.

옛날에는 들이나 산에 여러 가지 약초가 있다는 것을 알고는 있었다. 그래서 야초(野草)가 지니고 있는 야생의 생명력을 체내에 섭취하는 여러 가지 방법들이 있었다. 이렇게 자연의 은총을 식생활 안에 끌어들였기 때문에 옛사람들은 대단히 건강했었다. 그 좋은 습관들을, 아니 멋들어진 생활의 지혜들을 현대의 사람들은 거의 까먹어 버린 것이다. 참으로 애석하기 그지없는 일이라 할 수 있다.

암환자의 식사는 누누이 말해온 바와 같이 현미를 잘 씹어 먹는 것이 가장 중요하다. 현미 대신 율무나 마름 열매의 죽탕을 먹어도 무방하다. 또 마름 열매로는 자그만 떡을 만들 수도 있다. 마른 마름 열매의 거죽을 벗긴 다음 안에 있는 전분질을 쪄서 잘 으깨어 만들면 된다. 또 메밀(물론 라면은 아니다)도 좋다.

부식으로는 부추·파·양파를 썰어 넣은 생된장, 미역 된장국, 근채류(당근, 우엉, 연뿌리, 무 등)의 조림, 된장마늘과 깨와 버무린 것 등을 현미와 함께 잘 씹어 먹는다. 그러면서도 육류, 달걀, 백설탕 등과 화학조미료는 필히 삼간다.

암환자의 내장기능, 특히 그 조직호흡은 혈액이 오염되어 있기 때문에 대체로 쇠약해져 있다. 그러므로 먼저 혈액의 정화를 도모해야 하겠지만 동시에 조직호흡에 관여되는 물질의 보급도 아주 중요하다.

한마디로 '암은 산소결핍증'이라고 한다. 그렇지만 산소만 잘 공급한다고 해서 다 된 것은 아니다. 조직호흡에 관여된 효소계의 작용이 저해되어 있어서 아무리 산소를 공급해도 제대로 활용하지 못하는 상태에 있다는 것을 유념해야 한다. 그래서 정혈과 호흡효소에 관여하는 물질군의 투여가 필요하게 된다.

이 호흡효소에 관여하는 물질군은 식물, 특히 야생식물에 많다. 예를 들면 비타민 P, 루틴, 플라본 등의 이른바 플라보노이드도 그 하나이다.

좀더 구체적으로 말하면 메밀의 루틴, 대황의 알파·카테힌, 붓순과 말여뀌 그리고 양파의 껍질에 있는 쿠에르세틴, 국화나 코스모스 따위에 있는 코스모진 같은 것이 그 카테고리에 든다. 그 밖에 야생식물에는 많건 적건 이러한 유효물질이 들어 있다.

또 우리가 다소 연구한 바 있는 감초에도 플라보노이드에 속하는 어떤 물질이 있다는 점을 덧붙이고자 한다. 그리고 이들은 아드레날린 산화억제작용, 히스타민 합성효소 저지작용을 하게 되므로 암에도 분명히 효과가 있는 것이다.

이상과 같은 여러 가지 점을 잘 생각하여 이른바 야생·소박식이야말로 자연치유 능력을 높여주는 음식이라는 것을 이해하고 실생활에 잘 적용하기 바란다.

• 태양과 푸름이 가득 찬 생활을 한다 •

부적당한 화학비료로 재배된 농작물은 그 자체부터 체질이 약하다. 체질이 약하여 여러 가지 병에 잘 걸리게 되고 그래서 농약을 쓴다. 이 화학비료와 농약은 토양으로 흡수되어 더더욱 농작물을 허약하게 만든다. 여기서 끝나지 않고 이 농작물에 엉터리 식품첨가물들이 첨가되어 가공식품이 되는 것이다.

대부분의 야채는 그 선도를 보존하기 위해 농약 속에 담그기 때문에 충분히 물로 씻어내어야 한다. 그런데 그 농약을 씻어내는 데 있어 합성세제를 쓰는 것 또한 찬성할 수가 없다. 설사 농약은 씻겨 내려간다 해도 세제에 들어 있는 유독성분이 야채의 조직 속에 침투되게 되므로 결국은 독을 번갈아 들어앉힌 꼴이 되어버린다.

미국의 몇몇 주에서는 이를 건강하게 한답시고 수돗물에 불소를 넣고 있다고 하는데 정말 우스운 일이다. 미국인, 특히 젊은 세대들이 이를 상하고 있는 중요한 원인의 하나는 분명히 우유와 백설탕에 있다.

이에 대해서 최근에 이르러 미국 치과의사회가 겨우 알아차리기 시작한 모양이다. 그러나 그것을 그대로 방치해두고 수돗물에 불소를 넣어 체내의 탄탄한 조직을 더 강고하게 하겠다는 것은 본말전도의 소치에 지나지 않는다.

이처럼 우리 주위를 둘러보면 무수한 화학약품을 비롯하여 다종다양한 화학물질이 범람해 있다. 지금 말한 이야기 속에도 여러 가지 화학물질이 등장한다. 화학비료, 농약, 식품첨가물, 합성세제 및 불소 같은 것들은 모두 생체 안의 효소활동을 저해한다. 그러한 의미에서 이들 화학물질 역시 어엿한 발암인자이다.

지금 말한 화학물질의 공해화나 대기오염에 의한 공해는 갈수록 심각해지고 있다. "문명화는 암화이다"는 말을 새삼 확인하는 느낌이다. 경제우선주의의 기계문명사회에서는 인간이나 생명이 자칫 소외되기가 쉽다. 문명생활이나 문명식(文明食)이란 이름의 생활조건이 우리의 건강을 저해하고 발암을 촉진하는 조건이 되어 있다는 점을 분명히 인식하고 있어야 할 것이다.

대자연과 친해지는 가운데 태양과 푸름이 가득 찬 생활로 전환해야 한다. 병이란 것은, 그것이 암이건 무엇이건 의사나 약이 고쳐주는 것이 아님도 알아야 한다. 몸의 잘못된 점을 고쳐주는 것은 위대한 대자연의 힘인 것이다. 그 힘은 생활환경과 우리 체내에 깃들어 있다.

몸 안에 잠들고 있는 자연치유력은 우리가 대자연에 친숙해지는 생활로 들어서기만 한다면 다시 눈뜨게 되어 있다. 그러므로 그 자연치유력에 의한 쾌유만이 진정한 근치가 되는 것이다.

우리들 의사의 구실이라는 것은 병의 종류나 그 진행도를 진단하여 어떻게 하면 그 환자의 자연치유력에 눈뜨게 하는가 하는 그 방법이나 지침을 가르쳐 제시해주는 데 있을 뿐이다. 제아무리 명의라고 해도 다른 사람의 생명의 세계에까지 끼어들어 그것을 주기도 하고 뺏기도 하는 능력까지 지녔다고 할 수는 없다.

하물며 인간이 기계로 만든 한 알의 약이나 한 번의 주사로 병을 고친다고 하는 것이 가능한 일이겠는가. 일시적으로는 병이 호전되는 것처럼 보여도 반드시 더 많은 손실을 체내에 남기는 결과를 초래한다. 그리고 그 집적이 이윽고 다른 병의 발병조건이 되는 것이다.

그러므로 우리는 적절한 식사나 강화식품, 거기에 한방약이나 생약을 투여하여 자연치유력을 보강해줌으로써 병이 낫는 것이라고 생각하고 있는 것이다.

예로부터 구전되어온 민간약 가운데는 대단히 좋은 것들이 많다. 물론 어떤 단방약이 곧 어떤 사람에게나 듣게 된다고는 말할 수 없다. 제각기 체질에 알맞은 어느 특정한 것이 있을 터이니까 가능하다면 환자 각자가 스스로 찾아내는 의욕쯤을 가져보는 것이 필요하다.

병이란 자기가 만든 것이니까 정말로 신뢰할 만한 의사(거의 없는 것도 사실이지만)와 잘 상의하여 자기 힘으로 어떻게든 고쳐 보겠다고 하는 마음가짐을 잊지 말고 병에 대해 마음으로 이기는 훈련부터 쌓아가야 할 것이다. 이는 과로가 안 되는 범위에서 운동을 하고 마사지를 하는 필요성과 함께 중요한 것이다.

자연치유가 되는 정신요법

바른 먹거리, 즉 현미·채식을 하면 암을 예방하고 치료도 가능하다고 거듭 말해왔지만, 실은 자연식을 철저히 하고서도 암에 걸린 사람도 있다.

예전에 유럽에서 국제채식주의자협회 회장을 지낸 명망 높은 여류 자연식 운동가가 평생 동안 채식주의를 실천하였는데도 암으로 사망한 일이 있어 유럽의 자연식 운동가들에게 큰 충격이 되어 한때 자연식에 대한 회의론이 일기도 한 사건이 있었다.

평소 섭취하는 먹거리가 체질을 좌우한다는 점에서 먹거리가 발암의 직접적인 원인이 되기도 하고 치병의 열쇠가 되기도 하지만 그보다도 중요한 점은 그 사람의 마음가짐과 성격이라고 할 수 있다.

나는 다년간 자연요법을 연구하면서 동의부항요법을 보급하는 과정에서 그간 애독자 중에서 찾아온 수천 명의 암환자와 그 가족을 만나 상담·지도해 왔는데 암에 잘 걸리는 사람의 성격에는 몇 가지 공통점이 있음을 발견할 수 있었다.

암에 걸리는 사람은 대체적으로 외곬으로 생각하는 성격에 아집이 강하고 병적일 만큼 결벽증이 있거나 매사에 완벽주의를 추구하는 경향이 있다. 한편 편식하는 습관이 있고, 평소에 비타민제나 소화제, 보약 등 약 복용을 좋아하고, 감정처리가 미숙하여 대인 관계가 원만치 못하고, 불쾌한 일이 생기면 오랫동안 잊지 못하고, 어쩌다 남에게 모욕을 당하거나 손해를 보면 두고두고 심화를 끓이면서 증오감을 증폭시키는 경향이 있다. 또한 비관적이고 내성적인 성격에 많다.

그런 성격의 소유자라고 다 암에 걸리는 것은 아니지만 누구나 있기 마련인 인생 항로에서 어쩌다 좌절과 난항에 직면했을 때, 즉 사업 실패나 가정불화, 기타 불행 등 갈등이 심화되면 처음에는 조그마한 감정의 균열이 응어리가 되어 차츰 커지면서 몸 안에 자리 잡게 되면 신체의 가장 약한 자리, 민감한 부위에 적응 반응으로서 암 종양이 생기는 것이다.

암 발생에는 여러 가지 복합요인이 작용하지만 심리적인 갈등이 가장 큰 몫을 차지한다. 요즘 들어 암환자가 급격하게 증가하다 보니 어떤 사람은 공연히 암 노이로제에 걸려 병을 자초하는 경우도 있다.

가령 가까운 친지 중에서 암으로 쓰러진 것을 보고 어쩌다 조금만 몸 상태가 좋지 않아도 혹시 자신도 암이 아닐까 해서 지레 겁을 먹고 병원문을 드나들면서 종합검사를 받는다고 법석을 떤다. 검사 결과 이상이 없다고 하면 그래도 안심이 안 되어 다른 병원을 순례하면서 거듭 정밀검사를 희망하는 사람이 있는데 그런 사람은 조만간에 십중팔구 암에 걸리게 된다. 암 공포에서 오는 잠재적인 무의식이 부정적인 자기 암시를 받아 암을 스스로 불러들이는 것이다.

암에 걸리는 사람은 성질이 깔끔하고 까다로워서 가족이나 주변 사람을 달달 볶고 남을 피곤하게 하는 경향이 있다. 반대로 매사에 낙천적이고 긍정적인 생각을 하고 감사한 마음과 사랑으로 충만된 생활을 하면서 감동적이고 신명나게 남을 편안하게 해주는 성품의 소유자는 암에 잘 걸리지 않는 편이다.

일단 암 말기의 환자라도 그러한 긍정적인 마음으로 자기 변신을 일으킬 수만 있으면, 즉 인생을 거듭나도록 노력한다면 기적적으로 자연치유되는 예가 많다.

전에 내가 아는 어느 제약회사의 K회장은 췌장암에 걸려 병원에서 손쓸 여지가 없을 때 나를 만나 동의부항요법과 자연식을 배워서 기적적으로 완치가 되었다.

회복 후에도 자연식을 계속 실천하였는데, 외출할 때는 꼭 현미

도시락을 준비하여 손님을 접대할 때도 자기만은 지참한 현미도 시락을 먹을 정도로 철저하게 자연식을 지켰다. 간혹 나의 사무실에 올 때도 자기가 마시는 약초차를 꼭 보온병에 담아 가지고 와서 마시고 밖에서는 물 한 모금도 마시지 않았다.

한번은 홍문화 박사, 이명복 박사 등과 함께 자연식운동 간담회를 롯데호텔에서 갖게 되어 내가 그분도 초청하였는데 호텔에는 자연식 메뉴가 마련되어 있지 않아 식사로 생선과 야채샐러드가 나왔다. 그분은 야채에 곁들인 마요네즈와 케첩을 가리키면서 유명한 학자님들의 자연식 모임에서 이런 것을 먹어서야 되겠느냐고 하면서 주스 한 모금도 마시려 하지 않았다. 그분은 여행을 할 때도 자기가 준비한 휴대식품(팔보죽의 원료가 되는 곡분)을 준비하여 가지고 다니면서 먹었다.

자연식과 동의부항요법으로 기적적으로 자기 병이 낫게 된 것이 모두 내 덕택이라며 재생의 은인이라 하여 늘 고마워하면서 자기가 투병기를 써서 꼭 은혜에 보답하고 싶지만 명색이 제약회사의 회장으로 있으면서 약이 나쁘다는 자연식 투병기를 발표할 입장이 아니라고 했다. 머지않아 은퇴한 후에는 모든 것을 사실대로 밝히겠다고 굳게 다짐까지 하였다.

그런데 그분이 일본 여행을 하는 중에 가지고 간 휴대식품이 떨어져서 할 수 없이 현지에서 외식을 한 것이 탈이었다. 예전에 즐겨 먹던 생선초밥이 생각나서 오랜만에 먹었던 모양인데 함께 먹던 일행은 아무렇지도 않았으나 그분은 심한 배탈이 나서 설사가 멎지 않았다고 한다.

그전 같으면 내가 지시한 응급처방으로 매실 엑기스나 죽염 숯가루 등을 먹고 금방 설사가 멎었는데 그때는 어떤 방법으로도 멎지 않아 바로 귀국하여 갖은 노력을 다했으나 결국은 급성대장염에 의한 심한 탈수증으로 애석하게 세상을 떠났다.

투철한 투병의지로 말기 암을 완치하고도 그분의 완벽주의 성격 때문에 자기가 모처럼 먹은 음식에 대해서 먹은 것이 독이겠지 하는 꺼림칙한 마음의 자기 암시에서 헤어나지 못한 결과였던 것이다.

설사 독성이 있는 유해식품을 먹더라도 감사한 마음으로 즐겁게 오래 씹어 먹어 버릇하면 별 탈이 없다. 타액 속에는 신비한 작용이 있어 어지간한 유해 성분도 해독 중화가 된다. 반면 자연식을 하면서도 욕구불만이 쌓여 있거나 짜증을 내면서 음식을 먹으면 소화도 안 되고 탈이 나기 쉽다.

음식을 먹을 때의 기분과 마음가짐에 따라 같은 먹거리가 약이 되기도 하고 독이 될 수도 있음을 알아야 한다.

나는 자연식을 권장하지만 그러나 옹고집 부리며 거기에 매달리지는 않는다. 더러 회식 같은 자리에서 남과 어울릴 때는 그 분위기에 맞춰 나도 함께 먹어야지 이것저것 가리는 것이 많으면 사회생활에서 모가 나기 쉽다. 다만 어떤 경우에도 과식만은 하지 않는다.

건강의 요체는 몸과 마음을 유연하게 대처하는 것이다. 자연식의 원칙을 고수한다고 하나는 알고 둘은 모르는 식의 경직된 사고와 행동은 건강에 이롭지 못한 것이다. "즐거운 마음으로 과식하지 않고 꼭꼭 씹어 먹는 것이 자연식보다 더 중요한 일이다"는 것을 늘 기억하기 바란다.

또한 암환자는 대개 경직되어 있는 사람이 많은데 그러한 상황에서는 갖가지 유혹과 함정이 도사리게 된다. 며칠 전에 위암환자 한 분이 나를 찾아와서는 병을 틀림없이 낫게 해준다는 암광고를 신문에서 보았다고 했다. 한 달분 약값으로 210만 원을 지불하고 정체도 모르는 약을 사다 먹었는데 병세가 더 악화되었다고 하소연을 하였다.

다시 한번 말하지만 암을 고치는 특효약은 절대 없다. 오직 생활을 바꾸고 체질을 바꿔 스스로 낫게 하는 방법뿐이다. 마음의 문을 열고 긍정적인 생활을 하면서 동의부항요법으로 피를 맑게 하고 장을 깨끗이 해주면 말기 암에서도 기적적으로 회생된 사례가 많은 것이다.

단식요법은 왜 암에 효과가 있나

예로부터 단식은 여러 가지 병 치료에 시도되어 왔다. 그것은 단식이 생체정화의 작용을 한다는 사실을 경험적으로 알았기 때문이리라. 또 거의 대부분의 종교는 적어도 그 창시자는 단식이 심신의 정화에 효과가 있다는 것을 알고 그 교의(教義) 속에 단식의 필요성을 말하고 있기도 한 것이다. 그 또한 당연한 이야기이다.

최근에 이르러 단식할 때의 생체정화가 과연 어떻게 행해지는 것인가에 대한 과학적인 근거가 밝혀지면서 그것이 암의 치료에 있어서도 대단히 효과가 있다는 사실을 알게 되었다

프랑스의 여류학자 M.Q. 제프로이 박사는 치밀한 실험·연구에 의해 단식은 생체의 해독작용과 더불어 젊어지게 하는 효과가 있다는 것을 증명한 사람이다. 제프로이 박사는 어떤 회합에서 단식에 대해 강연을 한 적이 있는데, 그 강연 내용을 요약하면 다음과 같다.

"단식은 일종의 선택적 자식작용이다. 우선 음식물 섭취를 안 함으로써 체외에서의 유독물의 침입을 방지한다. 그리고 병들고 쇠약해져 있는 환부의 세포를 차츰 파괴한 후 이어서 지방조직과 근육 안에 있는 노화세포를 제거하는 것이다. 이렇게 일정한 순서에 따라 자기 자신의 몸을 소모하는 것이다. 이 작용이 그대로 계속되면 체내의 여러 기관에 이어 심장, 신경, 그리고 마지막에는 뇌의 세포까지도 파괴하는 데에 이르게 되지만 결코 생명의 위험에까지는 이르지 않는다.

아니 그뿐만 아니라 수일 내지 수십 일의 단식에 의해 생리작용에 제동을 걸고 있던 노폐물이나 병변 조직의 쪼가리들은 깨끗이 몸 밖으로 배설되면서 거꾸로 스스로의 성장과 저항력 증강에 유용한 건전세포만이 몸 안에 남게 된다. 단식한 후에 외상 같은 것이 더 빨리 깨끗이 낫는 것도, 몸의 자연치유 기능의 작용이 제고되기 때문이다. 이것은 생체의 정화 혹은 조화된 재창조라 할 수 있으며 제아무리 우수한 과학물질도 이 흉내를 낼 수 없다."

이상과 같은 것이 그 요지인데 하나도 틀린 말이 아니다. '암에 대한 저항력을 증강시킨다' 이것이야말로 전신병인 암의 치료에 있어서도 가장 필요한 것이다. 단식에 의해 허약해진 병적인 세포를 제거하고 그에 의해서 생명력을 증강한 신체만이 음식물의 독이나 약제의 독 혹은 강한 방사선의 해 따위를 물리치고, 자기 힘으로 병을 극복해나갈 수 있는 것이다.

암의 종양은 생체의 조화나 질서에서 벗어나 그것을 무시하고, 무정부적으로 발육하는 기생물 혹은 교착한 이상세포의 덩치라고 일컬어지고 있으나, 가장 중요한 것은 "어째서 암이 생기느냐" 하는 것이다.

이에 대해서는 갖가지 의견이 여러 학자에 의해 주장되고 있으나 종국적으로는 우리의 체조직을 약화시키고 저항력을 약화시키고 있는 일상생활의 잘못이라는 것으로 요약된다. 이 최대의 원인을 보지 못하고 있는 한, 제아무리 열심히 치료법을 연구한다 해도 그것은 헛수고로 끝나게 될 것이다.

현재 행해지고 있는 치료법은 당연히 고쳐지지 않으면 안 된다. 독성 있는 약제나 세포를 상하게 하는 방사선요법 같은 것은 즉각 중단되어야 한다. 강력한 세포파괴작용을 하고 있는 항암제는 암세포보다도 체내의 중요한 장기기관의 세포 쪽을 더 강하게 파괴하여 갈 것이다. 그 결과가 어떻게 될 것인가는 자명하다.

또 엑스선이나 라디오아이소토프 같은 것도 단백을 응고·변질시키면서 파괴한다. 그 위에 단백의 원자 중 어떤 것을 치환해서 몸에 해로운 작용을 하는 질소를 만들어 생리작용을 교란하는 일도 생각해 볼 수 있다.

암의 예방 및 치료대책을 확립하기 위해서는 무엇보다도 먼저 우리의 생활 그 자체를 고쳐 나가는 일이 중요한 것이다. 환자 자신이 식생활의 잘못을 깨닫고 바른 생활을 실천하면 병은 나아지게 되어 있다. 실제로 "암이 자연히 나아버렸다"고 하는 예도 상당히 많다.

생체는 대단한 방어수다과 재창조 능력을 가지고 있기 때문이다. 우리는 그 힘을, 그 활동을 한층 강화하면 되는 것이다. 소화나 대사가 정상적으로 영위되고 배설이 완전하며 뱃속에 잔해를 남기지 않는 몸이야말로 참다운 건강체인 것이다.

만약 몸에 어떠한 이상이 생겼을 때는 신속히 정상의 상태로 되돌리지 않으면 안 된다. 그리고 이때의 방법은 자연의 원리에 맞는 바른 식생활을 시도하는 길 외에는 없다.

이에 대한 레이먼 로티 박사의 흥미 있는 실험이 있다. 음식물을 줄이고 때때로 단식시켜, 음이온이 풍부한 대기 속에서 사육한 일군의 흰쥐와 반대로 대식을 시켜 음이온이 적은 중성의 대기 속에서 사육한 일군의 흰쥐를 비교하면 전자 쪽이 훨씬 건강하고 동작도 활발하며 병도 적다는 것이다.

또 임파육종 347(암세포의 번호)을 쥐한테 접종시킨 실험에 있어서는 소식이고 정기적으로 단식시킨 쪽이 저항력도 강하고 오래 살았다. 일찍이 이와는 별도로 우리가 시도한 담암동물의 실험에 있어서도 그와 똑같은 결과가 나왔다. 그리고 임상적으로 인체의 암에 대해 관찰한 것도 이 동물실험의 결과와 똑같은 것이었다.

이러한 사실에서도 알 수 있는 바와 같이 소식과 단식에 의해서 정화된 세포군의 저항력은 암세포보다 강하다. 그래서 마침내 그것을 소실시키게 되는 것이다. 이러한 관점에서 일반의 암치료에 소식과 단식을 활용하게 되면, 완전히 막다른 골목에 들어선 것 같은 현재의 암 치료대책에도 반드시 밝은 빛을 비추게 될 것이다.

암치료에는 항상 안정을 얻을 수 있는 고요한 환경에서 생활할 것, 깨끗한 공기를 마실 것, 적당한 운동을 하고 마사지나 목욕으로 혈액순환을 도울 것, 충분한 영양을 섭취하고 도덕적인 안정감을 가질 것 등이 대단히 필요하다.

그러나 가장 중요한 것은 자연의 원리를 배우고 엄격하게 자연식을 하는 것이다. 제아무리 여러 가지 일에 마음을 쓰고 새로운 치료법을 시도할지라도 일상의 바른 식생활을 지키지 못할 때는 의미가 없다.

단적으로 말해서 바른 식사지도를 중심으로 하지 않은 치료법은 어떤 근사한 치료법이라 하더라도 소용이 없을 것이다. 먼저 그것부터 지키지 않게 되면 더욱더 늘어가는 갖가지 유해물 외에, 다시 부자연식의 잘못된 영양식에 의한 노폐물이 덧붙게 될 것이기 때문이다.

암환자에게 있어서는 "좋은 음식물을 자연의 원리에 따라 조심스럽게 먹는다"고 하는 것이 가장 중요한 것이다. 여기서 좋은 음식물이란, 일반적으로 알고 있는 바와 같은 육류나 우유, 달걀이 아니고 자연 상태에 가까운 것을 뜻한다. 예를 들면 화학비료를 안 쓰고 자연농법으로 재배된 농작물이나 살아있는 자연수 같은 것이다.

어떤 것이 됐든 화학물질에 오염되거나 부자연스런 가공이 된 음식물은 모두 해롭다고 해도 과언은 아닐 것이다. 또 백설탕의 과잉섭취도 유해하다. 반면에 배아가 달린 곡물, 익은 과실, 신선한 야채, 정제하지 않은 식물성 기름 같은 것은 좋다. 그러나 그 섭취방법에 기본적인 원리는 있다. 이미 나온 나의 책에서 언급한 바 있지만 체질, 계절, 연령, 성별 따위를 고려하지 않으면 안 된다.

암환자는 특히 배불리 먹는다는 것을 피해야 한다. 현대 영양학은 "먹으면 먹을수록 영양이 된다"고 하는 착각을 일반인의 머릿속에 심어 놓았지만 그건 잘못이다. 그 증거로 대부분의 병은 절식, 소식, 단식으로 낫는다는 현상을 들 수 있다.

어쨌거나 암환자가 현대 영양학이 권장하는 육류·우유·달걀을 대식한다는 것은 곧 자살행위라 할 수 있다. 몸이 진정으로 요구하는 양의 자연식을 천천히 그리고 철저하게 씹어서, 타액과 음식물을 잘 섞어 가지고 삼켜 내려 보내지 않으면 안 된다는 것을 알아야 한다. 이것은 어떤 병이든 지키지 않으면 안될 최저한도의 조건이지만, 암의 경우는 더욱더 엄격하게 실천할 필요가 있다.

거듭 강조하여 말하지만 이러한 식사요법을 고려하지 않은 요법은 어느 것이고 불완전한 것이며 그렇기 때문에 충분한 효과도 거둘 수 없게 될 것이다. 물론 단식만으로 언제나 모든 암을 완전히 고친다고 할 수는 없다. 그러나 동시에 행하여지는 다른 치료 (그것이 바른 방법일 때)의 효과를 높이는 작용을 하고 수명을 연장하는 것은 분명하다.

또 극히 진행이 빠른 암에 대해서는 특수한 전자적 진동장에 몸을 내맡기는 것 같은 방법도 개발되고 있는데 이런 경우에도 단식이나 식사요법이 병행되지 않으면 효과를 기대할 수가 없다. 병을 고치고 건강을 증진하기 위해서는 자연의 음식물을 적당히 섭취하고 전신의 정화를 도모하는 것이 철칙이기 때문이다. 그리고 단식은 중요한 그 제일보의 구실을 하는 것이다.

암에 효과 있는 현미 · 채식요법

음식물의 영양가와 그것이 몸 안에 들어갔을 때의 영양 효과는 따로 생각하지 않으면 안 된다. 같은 음식물을 먹어도 먹는 사람이 다를 때 그 영양의 가치도 각기 달라진다. 그것은 당연한 이야기이다. 먹는 사람의 체질이나 기능이나 몸 상태가 제각기 다른 것이니까 음식물이 똑같이 소화되고 똑같이 활용된다는 것은 있을 수 없는 일이다.

내가 언제나 "영양이란 아주 개인적인 문제다"라고 말하는 것은 그런 의미에서인 것이다. 또 같은 사람에게 같은 음식물을 준다고 해도 그것이 언제나 똑같은 영양 효과를 나타낸다고 할 수 없는 것이다.

예컨대 격렬한 운동을 하여 아주 피로한 상태에 있는 신체에 있어서는 한 컵의 물이 기사회생의 효과를 나타낸다. 그때 그 몸이 요구하는 것은 비프스테이크도 아니고 돼지 불고기도 아니다. 그러한 음식물을 주었다고 해도 그러한 몸은 곧 그것을 받아들일 수 없을 뿐만 아니라 도리어 해로울 수 있다.

음식물로서의 영양 가치를 따지기로 든다면 물론 물보다도 비프스테이크 쪽이 효과적이라 하겠으나 실제는 그렇지가 않다. 격동한 몸에는 물이 필요하고 이 경우의 물은 최고의 영양이 되는 것이다.

이와 같이 그 처해진 상황에서 몸이 어떤 것을 요구하느냐에 의해 같은 음식물이라도 영양의 효과는 달라지는 것이다. 가령 A의 철분은 50mg, B는 100kcal 같이 식품분석표에 기록되어 있다고 해도 그런 것은 믿을 것이 못 되는 것이다.

식품의 영양성분이나 칼로리는 어느 시기에 있어서 몇 군데 산지의 동일품종을 분석하여 평균치를 구한 것이니까 그 자체가 벌써 대체적인 어림치기에 지나지 않는다.

그러니 같은 것이라도 산지나 재배의 방법 등에 따라 그것은 대폭적으로 달라지기 마련이다. 예를 들면 비타민 B_{12}가 거의 들어 있지 않은 컴프리나 철분이 제로에 가까운 시금치 같은 것이 얼마든지 있다.

더구나 이미 말한 바와 같이 영양을 섭취하는 주체의 심신의 상태에 의해서 영양가 있는 것을 영양으로 섭취 못하기도 하고, 반대로 영양가 없는 것을 영양으로 섭취하기도 하는 것이다. 이러한 일에 대해 지금의 영양학은 너무 기계적으로만 다루다 보니 도무지 실정과는 동떨어진 경향을 보이고 있기까지 한 것이다.

또 칼로리라고 하는 것도 음식물에서만 얻는 것이라고 생각함은 큰 잘못이다. 태양에너지도, 대기 중의 전자에너지도 관계되어 있고, 또 장내의 생리적인 세균군도 크게 관여하고 있는 듯하다. 그렇기 때문에 기관차나 자동차에 사용되는 연료와 일하는 양의 칼로리 계산은 될 수 있는 일이라 해도 생명체, 특히 인체는 그렇지가 못하다.

예를 들어 스님이 먹는 사찰음식의 칼로리와 실제로 소비되는 일의 칼로리 사이에는 커다란 차이가 있다. 요가 수업하는 이에 대해서도 똑같이 할 수 있는 말이다. 물론 섭취 칼로리보다는 소비 칼로리 쪽이 더 크다. 그것은 음식물 이외의 칼로리 조건이 첨가되기 때문이다.

우리는 누가 무슨 말을 해도 주식 중심의 식생활을 해야 하며, 또 이상적인 주식은 역시 현미식인 것이다. 한 끼니의 현미식도 충분한 시간에 충분히 씹어서 먹게 되면 대체적인 병은 그것만으로 고칠 수가 있다. 현미식은 체내에 노폐물을 남기는 것이 적은 음식물인 동시에 장의 점막에 활력을 주어 변이 잘 나오게 하는 작용을 하기 때문이다.

그 이상으로 중요한 것은 다른 많은 음식물이 항시 균형을 생각하지 않으면 안 되는 것임에 반해 현미식은 그것만으로 이미 균형을 고려하지 않아도 되는 완전식이라는 점이다. 또 현미식은 먹는 양이 적어도 괜찮은 이점이 있다. 현대병의 대부분이 과식에 의해 일어나고 있다는 것을 생각한다면 그 점에서 벌써 유리하다고 할 수가 있다.

물론 암환자의 식사요법에 있어서 현미밥을 꼭꼭 씹어 먹는 것을 철저하게 지킬 필요가 있다. 이 점에 대해서 나는 다음과 같이 설명하곤 한다.

"현미의 한 알, 한 알 속에는 현미경으로 찾아낼 수 없을 만한 자그만 수호신이 무수히 담겨 있는 것이라고 생각하면 된다. 그리하여 그 극미의 신체를 하나하나의 당신의 수액으로 소생시키게 될 때 당신의 병은 바로 낫게 되는 것이다.

그러므로 현미를 한 알, 한 알 잘 씹어서 그 안에 있는 당신의 수호신을 되도록 많이 외부로 나오게 해야만 한다. 지금 당신이 당신의 병에 대해 할 수 있는 일은 단지 그것뿐이다. 그것만이 당신에게 주어진 유일한 일이다."

씹는다는 것이 비록 단조롭기는 하지만 대단히 중요한 일이다. 이것을 충실하게 실행하는 암환자는 확실히 좋아졌다. 앞에서 말한 여러 이유 외에 현미, 특히 배아에는 호흡효소의 구성성분으로서 필수불가결한 비타민 B_2가 많이 들어 있다는 것, 거기에 여러 효소의 활동을 촉진하는 데 필요한 마그네슘이 많다는 것 등이 무시할 수 없는 이점으로 작용하기 때문이다.

말보다는 증거가 더 설득력이 있을 것이다. 여기에 머리에 떠오르는 두 가지 증례를 들어보겠다.

첫 번째 증례는 위암환자의 경우이다.

도쿄 마치다(町田) 시에서 농업을 하는 71세의 이 남성은 몇 달 전부터 음식물을 토하게 되자 근처 병원 두세 군데에서 정밀검사를 받아봤다. 그 결과 위의 유문암이라는 진단을 받았다. 식후에 반드시 나오게 되는 구토의 고통 때문에 자연히 식사도 못하게 되고 그로 인해 2~3주 사이에 체력과 체중이 현저하게 감퇴되기에 이르렀다.

그의 음식물 취향은 백미식으로 본디부터 육식은 좋아하지 않았다. 그러나 단것을 좋아하여 사탕이며, 양갱이 같은 것을 수시로 먹었다.

그런데 특기할 만한 일은 4년 전부터 가족의 권유를 받아들여 우유를 마시기 시작했는데 그때부터 병 한번 안 걸렸던 몸이 얼마 안 가서 천식 발작을 일으키게 되었다는 점이다. 그 뒤로는 현재에 이르기까지 그 천식에도 고통을 받고 있다.

이 현상은 "우유가 알레르기 체질을 만든다", "알레르기 체질은 넓은 의미에서의 암 체질이다"고 하는 우리의 견해를 뒷받침하는 것이라고 말할 수도 있다.

또 하나 명기해 두지 않으면 안 될 것은 천식이 심해지면서 자연히 식욕이 떨어질 무렵부터 백미의 죽에다 달걀을 하나 둘씩 섞어서 먹고 있다는 점이다. 그리고 나서 얼마 안 가 구역질이 나기 시작하고, 지금에 와서는 거의 음식물이 목구멍으로 안 넘어가게 되어버렸다. 이를 보건대 달걀에는 적극적으로 암을 증식시키는 작용이 있는 것 같이 생각되어지기도 한다.

이처럼 우유·달걀과 발암과의 인과관계가 확실시되는 예는 최근의 증례에서도 7~8개가 된다. 그러므로 크게 경계해야 할 문제인 것이다.

이 환자한테 2주일 동안 현미·매실 반찬·된장국만 식사하도록 하라고 지시한 결과, 혈액성상과 혈청단백분설 곡선은 크게 개선되었다. 그때까지는 위로 가는 음식물이 다시 역류되어 토해 내었는데 '잘 씹은 현미죽'은 아무 소리 않고 위장 속으로 들어가게 된 것이다. 그 후로 체력이 눈에 띄게 회복된 것은 말할 필요가 없는 일이다.

다음에 소개하는 환자는 야마가타(山形) 현에 사는 55세의 공무원이다.

그는 좌측대퇴의 칠관절 상부에 재발된 육종 때문에 시립병원으로부터 대퇴절단 선고를 받았다. 같은 부위에 육종이 처음 생긴 것은 1년 전으로서 달걀만한 크기였다. 도려낸 종양 전체를 니가타대학 의학부의 병리학 교실에서 검사한 결과 육종이라 판명되었다. 그 뒤 한 달 동안에 걸쳐 그 환부에 코발트 조사를 받았다. 약 1년 동안 얼핏 치료되었는가 싶었는데, 처음 났던 데서 약 10cm 아래쪽에 그와 똑같은 종양이 재발한 것이다.

이 환자는 3년 전 위궤양 수술을 받았는데 그 다음부터 체력의 소모를 커버하기 위하여 의식적으로 육류·우유·달걀을 섭취해 왔다. 날마다 우유 두 병과 달걀 두 개를 빼지 않았고, 가끔 아침부터 불고기를 해먹기도 했다. 그와 같은 잘못된 영양개념의 식생활이 육종을 만드는 원인이 된 것이다.

이 병상은 8개월 동안에 걸친 현미·채식을 중심으로 한 식생활 개선과 배아·엽록소·효소의 3대 강화식품을 복용함으로써 쾌유되었다.

그런데 그 도중에 친척들의 강권에 못 이겨 도내 유수의 T병원에 입원하여 그곳 치료를 받았다. 작아져 가는 육종을 도려내어 그 조직검사를 한 결과 여기서도 "즉시 대퇴절단을 하지 않으면 생명이 위험하다"는 선고를 받고 그 전 처치로서 좌측동맥에의 항암제가 주사되었다.

이 환자는 급히 퇴원을 서둘러 또다시 엄격한 식사요법을 시작한 끝에 병을 고치기는 했다. 그러나 그 주사 때문에 왼발은 절반

쯤 괴사함으로써 도리어 자연스런 치유 과정에 제동을 거는 결과를 가져온 것이다. 그렇다고는 해도 현재의 혈액성장이나 내장기능곡선의 상태에서 판단할 때 앞으로 다시 그러한 육종이 생길 걱정은 없다는 것이다.

어쨌건 암은 혈액의 이상이며, 혈액의 병이다. 혈액이 정신과 육체 및 음식물의 접점인 이상 그 성상이 이들 세 요소에 의해 좌우된다는 것은 말할 필요도 없다. 즉, 혈액의 오염은 정신생활과 육체생활 그리고 식생활의 잘못에서부터 비롯되는 것이다. 따라서 자연의 원리에 따른 생활혁명을 시도하지 않는 한, 혈액은 정화되지 않고 암도 근치시킬 수 없는 것이다.

이렇게 생각해 볼 때 암 대책의 기본방침은 뚜렷이 나타나게 된다. 즉, 다음과 같이 다섯 가지로 요약할 수 있다.

❶ 일상생활을 명랑하게 한다.

❷ 암은 결코 무섭지 않다는 것을 학습한다.

❸ 적당히 운동하여 혈액순환을 잘되게 한다.

❹ 바른 식사(현미·채식)로 바꾸어 잘 씹어 먹는다.

❺ 위장의 활동을 정비하기 위해 한방약이나 3대 강화식품(배아·엽록소·효소)을 섭취한다.

위에 말한 모든 조건 중에서도 현미와 채식이 차지하는 비중이 가장 높다. 암치료를 위해서나, 예방을 위해서나 현미·채식을 따를 것은 없다고 할 수 있다.

마지막으로 자연식에 대해 잘못 이해하고 있는 사람들을 위해 몇 가지 주의를 주고 싶다.

요 며칠 전에 어떤 위암환자가 나에게 상담을 하면서 "나는 벌써 만 3년이나 자연식을 하고 있습니다. 그러니 절대로 악성은 아니라고 생각하는데……"라는 말을 했다. 그러나 그는 전문의의 진단대로 틀림없는 위암이었다.

그래서 나는 그 자연식의 내용을 되물었다. 그랬더니 그는 백미 조금, 생야채 조금 먹었고 장·된장은 소금기가 있기 때문에 일절 안 먹었다고 대답했다. 이는 어떤 분의 건강식법에 따른 것이었다. "그렇게 식사하게 되면 완전히 탈염상태로 되고 말지요"라고 말했더니, 그가 대답하기를 "사실은 소금기 있는 음식이 매우 먹고 싶었지만 안사람이 암이 된다고 하면서 주지를 않았습니다"라고 했다.

그의 혈액의 전해질(염류)을 정밀검사한 결과, 아니나 다를까 탈염현상을 일으키고 있었다. 백미와 생야채, 그 밖에 소금기 없는 요리를 섭취했기 때문에 체내의 전해질(염류)대사는 공전하게 되고, 세포 레벨에서의 호흡장애와 무기력화가 나타남으로써 발암에 이르게 된 것이다.

또 다른 37세의 남성의 경우 병원에서 우고환종양으로 즉시 수술해야 한다는 선고를 받았는데, 그 역시 식사 내용이 지금 말한 것과 같은 것이었다. 이건 말도 안 된다. 이러한 식사는 양성체질의 사람이 육식을 많이 한 다음 일정기간 동안 시도해 볼 때 분명히 효과를 얻을 수 있는 것으로 한정되어 있으며 그나마 장기간에 걸쳐서 할 식사는 못 되는 것이다.

하물며 음성체질의 사람에게 있어서는 오히려 위험식이라고까지 할 수 있는 것이다. 여성일 때는 이러한 식사로도 빈혈, 냉증, 신경통, 류머티즘 정도로 그칠 수 있지만 남성일 때는 체내 여기저기에 종양이나 발암을 초래하게 하는 것이므로 경계하지 않으면 안 되는 것이다.

그리고 염분의 경우 식염이 아니라 진짜 장·된장에 포함되어 있는 것을 보통 정도 섭취하게 된다 할 때 괘념할 필요가 없다.

요컨대 문제는 맹신이 아니라 자연식의 섭취 방법에 관한 원리를 배우는 일이다. 왜 현미식을 해야만 되는가, 야채나 과일은 언제 어떠한 상황일 때 어떻게 섭취해야 할 것인가에 대한 문제를 바르게 판단하는 일이 중요한 것이다.

또 생야채라 하더라도 결코 주식(현미)과 갈음할 수 없다는 것을 기억하기 바란다. 그리고 백미는 안 되니까 대신에 빵을 먹으면 된다는 것도 잘못된 생각이다. 주식은 어디까지나 현미여야 하며 어쩌다 빵을 먹을 때는 통밀빵을 먹어야 한다. 흰빵의 유해함은 백미와 다를 바가 없다는 점을 명심해야 한다.

3대 강화식품이 효과 있는 이유

부족함의 영양, 즉 단식요법도 결국은 생체의 정화, 다시 말하면 혈액의 정화요법이다. 그 밖에 더하기 영양으로서의 일상의 식사 내용도 잘 생각한 다음 정혈로 연관되는 것으로 섭취해야 한다. 이러한 점에 대해서는 나의 저서 《잃어가는 생명》, 《건강과 미용의 식생활》, 《태어난 다음에는 이미 늦다》 등에서 이미 설명해 놓았다.

요컨대 주식은 현미, 부식은 엽채·근채를 원칙적으로 하여 식물전체식이 되도록 하여야 할 것이다. 자세한 내용은 위에 소개한 책들을 읽도록 하고 여기서는 3대 강화식품인 배아, 엽록소, 효소에 대하여 보충하고자 한다.

배아　　주식인 쌀에는 배아가 붙어 있지 않으면 안 된다. 배아에는 무수한 영양분이 들어 있는데 이른바 항암물질까지 끼어 있다. 여기서 배아의 특징적 성분인 비타민 B_1 및 B_2가 간접적으로 항암작용을 하는 이유에 대하여 말해 보겠다.

잘 알려져 있는 바와 같이 암종 조직의 당질대사는 이상화되어 있다. 무산소호흡, 즉 해당이 왕성하고 유산은 축적되기 쉬우며, 혈액도 산성회히여 대사성 아시도시스를 일으키기 쉽다(혈액의 산성화만이 발암조건이 되는 게 아니고 혈액의 강알카리화도 발암인자가 되는 것이다).

이와 같은 당질대사의 개선에 비타민 B_1과 B_2가 구실을 하는 것이다. 어떤 학자는 "동양인의 간암 발생률이 서구 여러 나라의 몇 배에 달하고 있는 것은 백미식에 의한 비타민 B_2 결핍 때문이다"라고 했는데, 분명히 말 그대로이다.

비타민 B_2(리보플라빈)는 우리 체내에 있어서 수십 종류의 효소를 구성하는 조효소로서 필수불가결한 것이다. 비타민 B_2가 없으면 조직세포의 호흡은 충분히 영위될 수가 없다. 본디 조직의 호흡이란 세포가 산소로써 당질이나 지질을 분해하고 APT(고에너지물질)를 합성하는 것이다. 이에는 피토크롬, 비타민 B_2 따위도 관여하고 있지만, 이 비타민 B_2(리보플라빈)로 만들어져 있는 플라민 효소도 지극히 중요한 구실을 하고 있는 것이다.

현대인에게 공통된 식생활상의 최대의 결함이 배아의 결핍에 있음을 깊이 생각하여 현미식을 못하게 될 때는 반드시 배아의 보충을 도모하지 않으면 안 된다. 그것이 정혈, 곧 항암으로 이어지는 길이다. 화학합성의 비타민제로는 안 된다는 것도 분명히 알아두어야 한다.

엽록소 육류가 혈액을 오염시키는 데 반하여 파란 야채류가 혈액을 정화하는 것에 대해서는 옛날에도 알고는 있었다. 서양요리의 육류에 반드시 야채가 딸리는 것도 육류의 독을 가시게 하고 중화시키고자 함인 것이다.

대자연은 식물 안에 보건적인 미지의 요소를 많이 마련하고 있다. 이러한 점에 관해서 우리는 무관심하기도 하려니와, 또 거의 알지를 못한다. 오히려 자연 속에 살았던 고대인이나 현대에 있어서 변경의 원주민의 생활의 지혜 속에서 배워야 할 것들이 많다.

동아의학협회의 야야부 미치아키(矢數道明) 박사는 암의 한방요법으로서 자연식물의 보라 및 파란색의 색소가 유효한 것이 아닌가 하면서 다음과 같이 말하고 있다.

"솔로몬 군도의 원주민은 열대궤양을 고치는 데 있어 뒤쪽이 자색인 들풀의 잎을 따서 그 거죽을 엷게 도려내어 궤양에 바른다. 이 자색소에는 자근과 같이 살균작용이나 육아증식작용이 있는 것 같다. 특히 파랑이나 보라색 색소에는 흥미로운 대목이 있다(마이니치신문)."

엽록소에는 세포부활작용이 있다고 한다. 분명히 실험적으로도, 임상적으로도 그렇게 해석될 만한 현상을 발견할 수 있다. 그러나 이 문제는 일반이 생각하는 것처럼 단순하지가 않다. 가령 엽록소가 하나하나의 세포에 직접 작용하여 그들의 활동(산소소비)을 높여준다고 해도 엽록소가 세포의 어느 부분에, 에컨대 세포막, 세포질, 핵 등에 어떤 자극을 주는 것인지 잘 알 수가 없다. 다시 말해서 세포부활이란 어떤 것인가, 어찌하여 그것이 일어나는가 하는 구체적인 점에 대해서는 아직 잘 모르고 있다.

이 과제에 관한 하나의 생각이지만 엽록소는 ADP → ATP의 촉매적인 구실을 하고 있는 것 아닌가 싶다. ATP란 아데노신 삼인산의 약자로 에너지가 풍부한 물질이다. 그것은 ADP, 즉 아데노신 이인산에 인(P)이 결합되어서 만들어진다. 에너지가 가득 찬 ATP라고 하는 물질이 있기 때문에 그 에너지에 의해서 체내에서는 여러 가지 유기물질(예를 들면 산소호르몬 및 단백질 따위)이 합성되어간다. 호흡에 의해서 얻어진 에너지도 일단은 ATP 안에 저장되었다가 필요에 응해서 쓰이도록 되어 있다. 따라서 조직호흡이 왕성한 곳에는 ATP도 많은 것이다.

현대인의 식생활에서는 조직호흡, 즉 산소소비를 억제하는 식품이 많다. 산소억제물질을 포함하는 식품이라고 바꾸어 말해도 좋을 것이다. 그 대표적인 것이 육류, 커피, 알코올이다. 따라서 이러한 음식물의 애용 및 과음은 차츰 세포를 약화시켜 혈액을 오염시키면서 갖가지 병을 일으키거나 발암조건이 되기도 한다. 서구의 경제 선진국에 암환자가 많은 것도 이러한 음식물이 중요한 원인이 되고 있다는 것을 알아야 한다.

이러한 발암성 식품에 비해 일반적으로 식물성 식품, 특히 엽록소(클로로필)나 안토시안 같은 식물성 색소는 항암성 작용을 한다. 그것은 이들 식물성 색소가 체조직의 산화환원기전을 높이면서 정혈을 하게 되기 때문이다.

나는 십수 년 동안 엽록소와 혈액에 관한 실험적 연구를 해 왔다. 여러 가지로 검토한 결과 순수한 엽록소보다 엽록소 및 그 관련 물질 전체 쪽이 우리의 건강에 있어서는 훨씬 더 좋다는 것을 알게 되었다. 이러한 물질군을 나는 '식물소'라 이름 붙이고 그 실제적인 활용에 대해 지금 검토 중에 있음을 밝혀두고자 한다.

효소   암뿐만 아니라 모든 병은 피의 병이라고 말할 수 있다. 어떤 병이든 혈액이 직접 혹은 간접적으로 원인을 이루고 있다. 따라서 혈액 정화야말로 건강의 조건이며 또 장수의 비결이기도 하다. 그리고 이 정혈을 기하기 위해서는 지금까지 말해온 것과 같은 식사에 유의함과 동시에 정장에도 충분한 주의를 기울이지 않으면 안 된다. 이러한 관점에서 효소의 생리학적인 의의에도 깊은 관심을 가져야 한다.

유아의 과학적 영양법(?)으로서 우유나 유제품을 주는 악습이 먼저 민족위생학적인 입장에서 중대한 문제를 야기하고 있다. 나는 모유 대신 인공영양을 사용하는 것에 대하여 민족의 질적 저하를 초래하는 최대의 요인이 된다면서 경고하곤 했지만 아직도 진실에의 눈 뜨임은 충분하지가 못하다.

많은 의학자나 영양학자들이 인공영양을 긍정하는 이유는 그에 의해서 체격이 향상된다고 하는 데에 있는 것 같다. 그러나 체질이나 생리적 기능의 향상이 도모되지 않은 체격의 향상이란 무의미한 것이다. 아니 그보다는 "체질(기능)의 발전을 희생하면서 체격의 향상을 기한다"는 현상은 오히려 크게 경계를 요하는 것이라고 말하지 않을 수가 없다.

이러한 문제는 대단히 중요하기 때문에 언제고 지면을 달리하여 다시 쓰고자 하는 바이지만, 요컨대 놀라운 성장을 하게 되는 유유아(乳幼兒)에게 우유와 달걀, 거기에 유제품 따위를 덮어 놓고 주는 악습은 즉각 없어져야만 한다.

모유영양아와 인공영양아 사이의 커다란 차이는 전자가 장내에 유산균을 번식시켜 건강함에 대하여, 후자는 장내 세균이 잡균이고 또 알레르기성 체질로 되기 쉽다는 점에 있다.

4대 문명병(혈관·심장병, 알레르기성 질환, 암, 정신병)의 하나로 알레르기가 꼽히게 된 것도 따지고 보면 유유아에 대한 영양방식이 모유에서 인공영양으로 바뀌었기 때문이다.

만약 우유를 마시겠다고 하면 성장기가 아니라 생리적으로 장내 유산균이 감퇴되는 노장기에 생우유(현재 시판되고 있는 살균우유가 아닌)를 마실 일이다.

그러나 이 우유가 장내 유산균의 번식에 효과가 있는지에 대해서는 역시 의문이다. 유산균 안에서도, 특히 유유아의 건강에 관계가 깊은 '비피더스균'은 우유에 의해 그 번식이 저지된다는 보고도 있기 때문이다(Adam 1925, Schonfeld 1926).

1955년 괴르기는 비피더스균을 증식시키는 인자로서 N-아세틸글루코사민이 있다는 사실을 지적한 바 있는데 그것은 당근이나 효모균 같은 것에 풍부하게 포함되어 있는 물질이다.

내가 효소음료를 추천하고 장려하는 이유 중의 하나는 거기에 포함되어 있는 효모균이 장내의 생리적 세균층을 정상화하는 데 효용이 있기 때문이다. 유명한 메치니코프 이론을 굳이 빌 것까지도 없이 장내 유산균의 감소야말로 노화의 주된 요인의 하나이다.

실제로 30~40세 이후의 육식자에게 있어 장내 유산균은 현저하게 줄어든다. 그것이 바로 노쇠의 조건이 되는 것이다. 장내 유산균의 감소나 소실에 의해 이상발효가 일어나기 쉽고 독소의 생산 또한 증대되기 때문이다. 그 독소나 노폐물의 흡수에 의해 혈액은 더러워지고 그로 인해서 갖가지 병이 생긴다. 그리고 암 또한 그 전형적인 질환에 지나지 않은 것이다.

이런 까닭으로 유산균이 줄어드는 노장기에는 신뢰할 만한 유산균제제, 유산균음료 혹은 효소음료 등을 마실 필요가 있다. 또 장내 유산균이 풍부한 유유아에 대해시는 빈식을 쇠퇴시키지 않게 하기 위해서도 당근 같은 근채류나 된장국(당근 속에도, 된장의 효모 속에도 비피더스 인자가 들어있다)을 먹어야 한다.

정장이야말로 정혈의 전제조건이 되는 것이므로, 그것을 만족시키기 위해서도 유산균 문제는 크게 고려되어야만 할 것이다.

암의 민간약과 한방약

어느 특정한 약초나 야채를 상용함으로써 암을 고쳤다고 하는 이야기는 많다. 예로부터 구전되어온 민간약도 있다. 또 암에 잘 듣는 한방약도 적지가 않다. 그것들은 현재 쓰이고 있는 항암화학요법 약제에 비길 때, 그 작용이 순한 만큼 즉효를 기대한다는 측면에서는 부족감도 느낄 수는 있다.

그러나 강렬한 작용을 갖는 화학약제는 그만큼 강렬한 부작용이 있기 때문에 또한 위험한 것이다. 우리의 주의를 받아들이지 않고 항암제 주사를 맞아 귀에서 피를 흘리고 머리칼이 빠져 대머리가 된 끝에 처량한 모습으로 죽어간 수많은 환자를 나는 알고 있다.

앞에서도 말한 바와 같이 암은 개성적인 병이니까 그 가운데 어느 것이 주효하게 될 것인지는 말하기 어렵다. 따라서 여기서는 민간약과 한방약으로 나누어 각기의 품목을 나열해 보는 정도에서 그치고자 한다.

• 암에 좋은 민간약 •

율무 율무는 한약명으로 '의이인(薏苡仁)'이라고 한다.《본
초강목》에는 "의이인은 독종을 파한다"고 쓰여 있지
만, 예로부터 항암제로서 유명하다. 율무가 제암작용이 있는 것은
단백질을 분해하는 강력한 산소 및 특이한 지방산이 있기 때문이
다. 이 효소는 가열을 해도 파괴되지 않기 때문에 어떻게 먹어도
효과가 있다. 그러므로 암환자에게 율무를 주식으로 추가하게 할
때 더 효과가 있을 것이다.

우리나라에서는 율무가 예로부터 사마귀를 없애는 데 묘약으
로 쓰여 왔다. 사마귀는 악성종양은 아니지만 암과 같은 것이다.

율무의 성분은 전분 50%, 단백질 15%, 지방유 10% 외에 인산,
석회, 철, 비타민류를 많이 함유하고 있다. 특히 지방유 가운데 어
떤 것은 말초혈관의 운동을 조정하는 작용을 하고 있으며 완하·
이뇨작용도 한다. 또 많은 아미노산, 로이신, 발린 등을 포함하고
있기 때문에 강장작용을 한다.

한방에서는 건위, 정장, 이뇨, 배농, 진통, 해열, 자양, 강장제로

서 쓰이고 있다. 어떤 방법으로 연용을 해도 전혀 부작용이 없으므로 보건음료로 사용해도 좋을 것이다. 특히 미용식으로서 상당한 효과가 있으며, 허약 체질인 사람에게는 영양제로서 항상 차 대신 마시게 하면 무병식재(無病息災)하게 된다.

[용법] 껍질을 벗긴 후 적당한 양(하루 10~20g)을 달여 차 대신 마신다. 씹어 먹는 것이 가장 효과가 있으니 현미밥에 섞어서 주식으로 하고, 죽을 쑤거나 가루로 만들어 조제의 밀가루와 섞어서 빵이나 국수를 만들어 먹어도 좋다. 중국에서는 율무면을 장수면이라 부르면서 진귀하게 여기고 있다. 포타지나 수프로 해서 상식해도 좋다.

산두근 산두근(山豆根)의 효능에 대해 《본초강목》에는 "제독을 하고, 아픔을 진정시키며, 창종독·발열·해수를 없애고 인후종독을 가시게 한다"고 쓰여 있다.

예로부터 목이 부었을 때 그 뿌리 달인 물을 마시면 낫는다고 하여 사용되어 왔는데, 오오자와 실험치료학연구소의 연구에 의하면 동물실험이긴 했지만 이 방법으로 나은 암은 면역성이 되어 재발하지 않는다고 했다.

임상실험에서는 위, 폐, 담낭 같은 곳의 암에 현저한 효과를 나타내어 완치자도 상당수 나타나고 있다. 또 백혈병이나 전립선비

대증에도 효험이 있다. 일반적으로 복용한 뒤 2~3주일이면 증상이 개선되는데 엑스선 사진으로 암이 줄어드는 것을 확인하기까지는 대체로 3개월 뒤, 약 1년쯤 복용하는 것이 좋다.

산두근은 우리나라에서는 따스한 지방 산속 음지에 자생하는 쥐방울과에 속하는 상록관목이다. 그 뿌리가 약효가 있는 것으로 길이는 10~20cm, 직경은 1.5cm 정도이며 털이 나 있다. 색깔은 암갈색 또는 회갈색이나 속은 희다. 특징은 특이한 냄새가 나고 쓰다. 그 뿌리의 성분 안에는 독성(알칼로이드)이 있는데 그것이 약으로 되어 갖가지 약효를 나타내는 것이다.

[용법] 산두근의 분말을 하루 1~1.5g씩 세 번 나누어 먹고 1주일 후에는 1.5~2.0g으로 늘리는데 매주 이런 배율로 늘려 6g이 되도록 한다. 이는 복약으로 해서 생기는 생목, 구역질, 두통 따위 반응 현상을 완화·예방하기 위한 것이다. 또 이 증상을 막기 위해서는 주약 외에 굴 3g(하루) 정도를 곁들여도 좋다.

백등의 혹

백등의 혹이란, 산지에 자생하는 백등(흰 꽃이 피는 등나무)의 줄기에 나오는 혹인데 이것은 일정의 미생물이 기생함으로써 되는 것이다. 이것은 위암, 자궁암, 그 밖의 모든 암에 특효가 있다.

이것을 말려 가늘게 썰거나, 분말로 만들어서 달여 먹는다. 썰었을 때는 썬 것 한 웅큼을 540cc(약 3홉)의 물에 넣은 다음 360cc(약 2홉)쯤 되게 달이고, 가루로 만들었을 때는 가루 20g을 물 500cc로 300cc가 될 때까지 달여서 하루에 마신다. 어느 경우에나 공복에 마셔야 한다.

또한 혹의 가루 20g, 두릅나무 뿌리 20g, 감초 8g을 물 540cc(약 3홉)으로 반쯤 닳게 달여 공복에 복용해도 좋다. 암 초기라면 2~3주에 그 효능이 나타난다.

두릅나무   두릅나무는 산지에 자생하는 가시가 많은 관목이다. 높이는 3~4m 정도가 된다. 이 나무의 순은 식용도 한다. 그러나 약으로 사용할 때는 뿌리와 껍질 말린 것을 달여서 먹는다.

주요 성분은 프로트카테킨산, 콜린, 알파 및 베타, 타우린 등이 포함되어 있기 때문에 해독과 부활의 약효가 있어서 예로부터 당뇨병, 위장병의 특효약으로 쓰여 왔으며 암에도 아주 잘 든다. 특히 위암에 효과가 좋아서 치료됐다는 사례도 많다.

마름 열매   마름 열매는 예로부터 암에 잘 든는 약으로서 유명한데, 특히 위암에 효과가 있다. 이는 율무와 마찬가지로 복용한 약물이 직접 위벽에 작용하기 때문이다.

성분은 단백질 20%, 탄수화물 55%이며 많은 효소를 함유하고 있다. 이 효소가 바로 암에 대해 효험을 내고 있는 것이다. 암 이외에도 사마귀, 수창, 표저에도 효과가 있다.

마름 열매는 절구통에 찧어 껍질 벗긴 것을 밥에 넣거나 가루로 하여 죽이나 떡을 만들어 먹기도 한다. 껍질도 버리지 말고 달여서 차 대신 마시면 된다. 이 달인 물은 탈홍(脫肛)의 묘약이기도 하다.

비파잎 예로부터 비파나무는 약효가 있는 나무로 알려져 왔다. 석가모니도 이 나무를 '대약왕수(大藥王樹)'라고 부르며 불전에 그 효능을 설파했다. 비파 잎은 각종 암에 탁월한 효과가 있다.

[용법] 비파 잎을 불에 구워서 환부에 문지르거나, 비파 잎의 엑기스를 뜨끈하게 한 타월에 스며들게 해서 환부를 습포하거나, 특수한 장치로 비파 잎을 쪄서 된 엑기스를 증기로 하여 이를 체내에 스며들도록 하기도 한다.

이것은 암뿐만 아니라 복막염, 맹장염, 위장병, 자궁병, 중이염, 위궤양, 관절염, 피부병, 신경통, 야뇨증 등에 효과가 있다.

비파 잎에는 아미그달린 배당체가 들어있으나 이것이 열로 분해되어 청산을 뿜는다. 청산은 맹독이지만 비파 잎에서 나오는 미량의 청산은 피부에 침투되어 혈관이나 운동·호흡 중추를 자극하여 세포의 신진대사를 왕성하게 함으로써 생체의 암에 대한 저항력을 높여준다.

식대(해장죽) 식대의 추출물에는 강정작용, 이뇨작용, 완하작용 등이 있어서 예로부터 중풍 및 고혈압의 치료에 쓰여 왔다. 제암작용이 있는 것은 많이 포함되어 있는 엽록소나 비타민에 의한 것으로 생각되어지고 있으나 그 이외에 더 중요한 미지의 인자가 있는 듯하다.

감초 감초는 콩과의 식물로서 뿌리는 아주 감도가 높다. 주성분은 글리실레친 2분자의 글루크론산이 글리실레친산과 결합한 것으로 해독 및 정장작용이 있고, 복통에 효험이 있으며, 거담작용이 있다. 최근 항알레르기작용, 항염작용, 병소수복작용도 있다는 사실이 알려졌다. 이러한 데서 당연히 제암작용도 있다고 생각되어지는 것이다. 그리고 강정, 미용에도 효능이 있다.

연령초 백합과의 숙근초이며, 주성분은 프락트란친, 이소드닌 등이다. 제암·연명의 효과가 있다.

예덕나무 예덕나무는 낙엽수로서 10m쯤 자라는 큰 나무이다. 나무껍질이나 순 말린 것을 1일 10g 달여 먹는다. 위암, 위궤양에 잘 듣는다.

예장나무(녹나무) 예장나무의 열매는 향료 원료로 쓰인다. 나무껍질을 달여서 차 대신 마시면 위암에 효과가 있다. 각기병이나 수종에도 잘 듣고 바르게 되면 부스럼이나 몸에도 좋다.

토란 토란 껍질을 두껍게 깎아내어서 알맹이를 갈아 같은 분량의 밀가루에 소량의 반하, 생강, 소금을 섞어 버무린 것을 습포하면 위암, 유방암에 효과가 있다.

지치(자초근) 지치를 달여서 마시면 해열, 해독, 살균의 효과가 있으며, 예로부터 악창 치료에 쓰여 왔다. 모든 종류의 암, 특히 백혈병에 잘 듣는다. 다른 생약을 병용하게 되면 효과는 더 크다.

쇠비름 쇠비름 생초는 자궁암에 특효가 있다. 쇠비름을 풀째로 짓찧어서 질 안에 넣게 되면 대체로 10일 정도 지나서 치료된다. 또 쇠비름을 말려서 달여 마시게 되면 모든 악창(암도 포함)을 다스릴 수 있고, 해열 및 이뇨작용을 하는 외에 강장제도 된다.

수수 수수는 일찍이 만주의 어느 지방에 췌장암 환자가 하나도 없다는 것으로 유명해졌다. 그 실태조사 결과, 모든 주민이 수수를 상식하고 있다는 사실을 알게 되었다.

두 마리의 닭한테 암을 이식시킨 다음, 한쪽에는 수수, 다른 한쪽에 백미를 주어 사육한 실험에서도 수수를 먹인 닭은 차츰 암이 작아진 끝에 암세포가 없어져 버린데 반해, 백미를 준 닭은 암이 더 커져서 죽어버린 것으로 나타났다.

무화과 무화과의 잎과 열매가 위암을 다스린다. 잎이나 열매를 딸 때 흰 즙이 나오는데, 이것은 사마귀를 없애는 데도 탁월한 효과가 있다.

부추 · 마늘 부추와 마늘은 특히 위암에 잘 듣는다. 모든 식품 중에서 살균력이 가장 강하다. 이것을 생식하는 민족에게는 암이 적다.

민들레 민들레에는 단백질을 분해하는 특수효소가 들어 있다. 암 그것을 바로 녹여내는 힘이 있다. 특히 위암에 효과가 있다.

번행 번행(蕃杏)은 해변에 나는 일년초이다. 즙을 내어 먹으면 제암작용을 한다. 위, 가슴의 병에도 좋다.

가는할미꽃 가는 할미꽃의 뿌리와 잎을 말린 후 달여서 먹는다. 모든 암에 효과가 있다. 설사, 진통, 생리불순에도 효과가 있다.

달기씨깨비 달기씨깨비는 습음지에 자생하는 풀로, 잎과 줄기 모두를 달여 마시면 모든 암에 잘 듣는다. 짠 즙을 바르면 교상, 종양에 효과가 있다.

용담 용담은 용담과의 여러해살이풀로 한방에서는 말린 뿌리를 약으로 쓴다. 강한 제암작용이 있다. 성분은 쓴맛 나는 배당체로서 알칼로이드를 지니고 있는 건위제이기도 하다.

• 마쓰우라의 한방약 •

일본의 마쓰우라(松浦) 씨가 암의 종류에 따라 추천하는 한방약
은 다음과 같다.

❶ 위암 : 복령탕, 반하후박탕, 항해환, 사역산, 소건중탕, 대건중
탕, 인삼탕, 반하사심탕, 선복화, 생강사심탕, 사군자탕, 육군
자탕, 십전대보탕

❷ 자궁암 : 계령환, 궁귀교애탕, 팔미환

❸ 직장암 : 계피가작약대황탕

❹ 폐암 : 시호소간탕

❺ 간암 : 인진오령산

❻ 식도암 : 반하후박탕, 황연탕, 반하사심탕, 생강사심탕, 대시
호탕, 시호계지탕, 조위승기탕, 소승기탕, 대승기탕

한방약은 신용 있는 한약방에서 구입하는 것이 좋다. 한방약의
효과는 서서히 나타나는 것이므로 끈기 있게 계속 복용하는 것이
무엇보다 중요하다. 이때 음식은 물론 현미·채식으로 해야 한다
는 것도 잊지 않아야 할 사항이다.

암을 낫게 하는 요법

• 동의부항의 효과 •

산업사회가 되면서 암환자가 격증하고 있다. 암으로 사망하는 사람이 우리나라에서는 연간 약 7만 명에 이른다고 하지만 실은 그보다 훨씬 많은 사람이 암으로 죽어가는 것으로 추정된다.

일본이 한때 위암발생률이 세계에서 가장 높다 하여 '위암왕국'이라는 타이틀을 보유하고 있었는데, 우리나라 원자력병원에서 그간 각 대학병원의 협조 하에 조사한 통계에 의하면 한국인의 위암발생률은 1,000명당 9명으로 나타났다. 이는 위암왕국 일본의 세 배를 웃도는 숫자가 된다.

이를 전체 인구로 환산하면 한국에는 현재 위암환자가 30여 만 명이나 되고 전체 암 인구는 약 150만 명을 넘을 것으로 추산되는 것이다. 이런 추세는 더욱 가속화되어 머지않아 집집마다 암환자가 발생하게 되는 시대가 도래하지 않을까 염려된다. 그래서 '문명화=암화'라는 등식을 주장하는 학자도 있다.

이에 대해서 현대의학은 마땅한 대안이 없다. 암 정복을 위해서 막대한 연구비를 물 쓰듯 하여 총력을 기울이고 있지만 아직 암의 원인조차 모르고 해결의 실마리를 찾지 못하고 있다.

기존의 암학설에 의하면 "정상적인 체세포가 어떤 원인에 의해 갑자기 미친 세포로 돌변하여 본래의 규칙에서 벗어나 제멋대로 자율성과 독립성을 지니고 무분별하게 분열증식하는 신생물, 전체를 파괴하고 난 후에야 비로소 증식이 끝나는데 그 원인은 불명이다"고 하는 것이 이제까지의 암에 대한 정의가 되고 있다.

그 대책으로 조기발견, 조기수술, 항암제 치료, 코발트 조사 등을 시도하지만 낫는다는 보장은 없고 조기발견하여 조기치료가 도리어 조기사망을 초래하는 경우가 생기기도 한다.

조그마한 기계 하나를 고치기 위해서도 그 고장의 원인부터 알아야 하는데 하물며 생명체의 고장에 대해서 그 원인을 모르고서야 어찌 대안이 있다 할 수 있겠는가. 질병을 오로지 외부요인에서 오는 악으로만 규정하려는 현대의학의 입장이 문제를 어렵게 하는 요인이다.

오직 병원균의 정체를 규명한다는 입장인 세균병리학에서 출발한 서양의학은 미시적이고 분석적이며 기계론적인 사물관에서 자연과 인간을 이원론적인 대립관계로 파악한다. 모든 질병은 인류를 괴롭히는 적이라는 개념에서 그를 소탕하고 정복의 대상으로만 연구해 왔는데 서양인의 자연정복사상의 발상에 기인된 것이다.

그러한 과학사상이 오늘의 산업문명과 과학기술의 기초가 되어 왔지만 진정한 생명과학에 얼마나 기여가 되었는지 다시 한번 반성해 볼 필요가 있을 것이다.

예전에 재벌기업 종합상사의 엘리트 사원으로 미국에서 근무하는 장래가 촉망되는 사람이 있었다. 그는 외국생활로 육식을 많이 한 식생활 탓이었는지 현지에서 대장암으로 판명되어 수술을 받았다고 한다.

그는 나와 잘 아는 분의 조카였는데 그 삼촌이 조카를 위해서 나의 책을 보내주었다고 한다. 그는 책에서 깊은 감명을 받았다면서 귀국하여 동의부항요법과 자연식의 지도를 받고 싶다는 편지를 보내왔다.

그렇게 하여 그가 오기를 기다리고 있는데 귀국 예정일이 지났는데도 소식이 없어 수소문을 해보니 이미 귀국하여 대학병원에 입원 중이라고 했다. 문병을 가보니 특실 병실에 입원 중인 환자는 아무도 만나기를 원치 않는다는 것이다. "그렇지 않을 텐데, 나를 만나길 바란다고 했는데……" 하고 문을 열고 들어가 보니 정말 보기에도 민망할 정도로 참담한 모습이 되어 있었다.

평소 80kg이 넘는 당당한 체구에다 활달한 성격의 소유자였지만 머리털이 다 빠지고 50kg 정도로 야위어서 괴물처럼 일그러진 모습은 실로 목불인견이었다. 그러한 자신의 모습을 남에게 보이고 싶지 않았던 것이다. "이 사람아 이게 웬일인가. 편지를 받고 기다리고 있었는데 아무 연락도 없이 어찌된 일인가" 하고 그의 손을 잡으니 차디차고 멍한 표정에 절망감만 서려 있었다.

사연을 듣고 보니 기가 차고 어처구니없는 일이었다. 그가 귀국할 때만 해도 건강한 모습이었다는데 자연요법을 해보고 싶다는 본인의 희망과는 달리 고관직에 재직 중인 그의 장인되는 분이 사위를 위한다는 마음에서 대학병원에 부탁해서 특실 입원실을 마련하고 공항에서 내리자마자 바로 입원을 시켰다는 것이다.

간단한 검사나 받고 집으로 돌아갈 줄로만 여겼는데 며칠을 두고 정밀검사를 한 다음 미국에서 한 수술은 잘 되었지만 만약을 위해 항암요법을 해야 한다는 결론을 내렸다는 것이다. 본인의 뜻과는 상관없이 장인과 직장상사가 협의하여 비용이 얼마가 들던 자기들이 책임지기로 하고 병원치료를 받아야 한다면서 그렇게 조치한 결과가 이런 상태로 된 것이다.

항암제를 계속 투여하면 머리털이 빠지고 심한 구토와 위장장애가 오며, 여성은 생리가 멎기도 하고 손톱과 발톱이 새까맣게

변색되기도 한다. 항암제란 암세포를 제압하기 위해서 정상세포까지 파괴되는 것을 서슴지 않는 극약처방으로 막다른 기로에서 선택을 해보는 것인데 그야말로 맹독성의 독가스와 같은 화학무기의 공격을 받은 꼴이 된다. 그리고 항암제나 방사선 자체가 가장 유력한 발암인자가 되기도 하는 것이다.

환자에 대한 인간적인 배려보다는 마치 생체실험의 대상처럼 냉혹한 결과만 있게 된다. 그러한 치료는 환자의 육체를 파괴하는 것만이 아니라 인격과 영혼까지 송두리째 허물어뜨린다. 머리털이 다 빠지고 추하게 일그러진 몰골에서는 인간이 가져야 할 최소한의 품위를 지키기도 어렵다. 그러한 모습이 되면 가족까지도 외면하고 싶어지는 것이다.

그는 대학병원의 호화 특실에 입원하여 5개월간 항암요법을 계속하다가 끝내 생을 마감하고 말았다. 이러한 결말에 대해서 책임지는 사람은 없다. 그를 아끼고 사랑했던 가족과 장인, 회사의 간부, 그리고 고명한 대학병원의 주치의는 모두 환자를 위해서 할 수 있는 일을 정성껏 다했다고만 주장할 뿐 그러한 선택이 환자를 위해서 과연 옳은 일이었겠는가 하는 의문이나 반성은 하지 않는다. 대명천지 하에 너무도 어처구니없는 일이 아닐 수 없다.

낫는다는 근거도 없이 항암요법을 고집하는 무책임하고도 인간 본연에 대한 배려가 전혀 없는 지금의 암 치료법에 대해서 나는 심한 분노를 느끼고 있다. 왜 그런 잔인한 시행착오를 계속 되풀이하고 있는지 현대의학의 반성을 촉구하고 싶다.

암에 대한 올바른 대책을 위해서는 발상법의 전환이 필요하다. 종래의 고정관념에서 벗어나 발상법의 전환을 하지 않으면 안 된다. 암을 대할 때 나를 괴롭히는 원수를 대하듯 무조건 소탕해야 한다는 적대관계에 서지 말고 나를 찾아온 벗을 맞이하는 여유 있는 자세로 사이좋게 대화하는 마음가짐이 필요한 것이다.

암이란 나에게 아무 잘못이 없는데도 이유 없이 찾아든 불청객이 아니라 내 삶이 왜곡되어 피가 극도로 오염되었을 때 그 잘못을 알려주는 자동경보장치로서 나타나는 생체에 대한 적응반응이다. 그러므로 때늦기 전에 몸의 자연성을 회복하기 위해 노력해야 하는 것이다. 무엇보다도 생활을 바꿔 왜곡된 삶을 바르게 하는 것이 급선무가 된다.

암 종양은 어떤 경우이거나 국소병이 아닌 전신적인 혈액질환임을 알아야 한다. 위암은 위의 병이라 해서 위장만 도려내서 낫는 것이 아니고 자궁암은 자궁을 전부 들어냈다 해서 없어지는 병이 아닌 것이다. 이를 단순히 국소의 이변으로만 간주하는 데서 조기수술, 항암요법, 방사선 치료 따위의 방법으로 대처하고 있는 것이 현대의학의 미봉적인 입장이다.

혈액의 생리적 기능이 자기 구실을 못할 정도로 오탁되면 그 사람 신체의 가장 약한 부위에 암 종양 같은 것이 생기게 된다. 이는 혈액의 혼탁에 대한 하나의 적응반응으로써의 조직증식이며, 그 발생기전은 혈액 오탁이 어느 한계에 이르러 위기에 직면한 생명에 대한 자기방어수단으로 정화조 구실을 하는 정혈장치로서 발생하는 것이다.

집안에 쓰레기가 넘치는 것을 처리하기 위해서 정화조가 필요하듯이 피가 오탁한 나머지 종양이 생긴 것이므로 그때의 종양은 구명대와 같은 구실을 하는 것이다. 그 정화조가 보기 싫다 하여 없애버리면 전신에 동시다발로 오물이 범람하는 것은 자명한 이치가 된다.

그렇기 때문에 암 치료법으로는 하나에도 정혈, 둘에도 정혈, 오직 철저한 정혈작용에 의한 체질 개선밖에 없다. 그러한 자연요법 중에서 특히 동의부항요법은 물리적인 진공력을 이용해 종양 부위에 깨끗한 혈액을 순환시키고 가스교환을 하여 신선한 산소를 공급하여 피를 맑게 하기 때문에 딱딱한 종양 부위가 신기할 정도로 말랑말랑해지기도 한다.

암세포는 한번 잘못 건드리면 걷잡을 수 없이 흉포해지기도 하지만 자기를 진실로 알고 순리로 다스리는 자에게 스스로 제자리를 비켜주는 특성을 지니고 있다. 결코 두려운 대상이 아니고 죽을병은 더더욱 아닌 것이다.

PART 6

자연요법으로
암을 고친 사람들

갑상샘암을 자연식으로 이겨냈다

– 김용한(전 경희대학 동서의학연구소 물리요법실장)

암이란 참으로 고약한 질병이다. 암치료에 있어서 그 성공률이 희박하다 보니 인류의 공포의 대상이 아닐 수 없다. 내가 암에 걸린 것은 지금으로부터 14년 전의 일이다.

매일같이 업무가 밀려서 야근을 하게 되었고 영양을 보충하기 위해서 육식 위주의 식생활을 계속하였다.

어느 날 철야 근무를 하고 아침에 세수를 하다가 목에 손이 갔다. 목 앞 부위에서 유리구슬만한 덩어리가 만져졌다. 이 덩어리가 그 후 커지기 시작했고 밤톨만하게 자라면서부터 숨쉬기가 힘들게 되었다. 바쁜 일과에 밀려 병원을 찾아갔을 때에는 이미 탁구공만하게 커져 있었고 기도를 매우 압박하였다.

병원 담당과장 의사는 빨리 서둘러 수술해야만 한다고 했다. 공무원의 신분이라 정확한 진단서가 첨부되어야 병가를 얻게 된다고 하여 병명을 밝혀달라고 했다. 이상한 예감이 들어서 "놀라지 않을 테니 바른 진단명을 가르쳐 주십시오" 하고 담당과장 의사의 회답을 기다렸다. 그는 "수술만 잘 되면 걱정할 것 없으니 암이라고 놀라지는 마십시오"라며 입원하여 수술할 것을 계속 권유했다.

나는 임에 대한 진단이 오진이기를 바라는 마음에서 그 이튿날부터 여러 병원들을 순례하기 시작했다. 결과는 동일하였는데 다만 한 대학병원에서는 종양이 정중선에 있어서 수술이 힘들다는 이야기였다.

현대의학을 믿고 수술을 받는다 해도 박봉생활로 경제적 부담도 크려니와 또 재발 여부도 걱정이 되었다. 어느 병원을 찾아가도 자신 있게 말하는 의사가 없었다.

나는 암 관계 문헌을 모조리 찾아내었고 외국에서의 수술 성공 여부 데이터를 조사했다. 한 예를 들면 일본의 한 대학병원에서는 12명의 악성갑상샘종양 환자를 수술하였는데 수술은 모두 성공하였다. 그러나 90%의 환자는 6개월에서 1년 사이에 재발하여 사망하였고 나머지는 1년 넘어서 사망하고 그중 한 명은 1년 반 동안 생존하였다는 사실을 알았다. 나는 암 전문 의학잡지의 데이터를 검토하면서 착잡한 심정으로 깊은 사색에 빠졌다. 진단서를 첨부하여 3개월간의 병가를 얻었으나 좀체 수술 받을 결심이 서질 않았다.

억누를 길 없는 답답한 심정을 달래기 위하여 헤매던 끝에 명동 대성당 성모마리아상 앞에 다다랐다.

"하자 없으신 성모님, 이 무기력한 당신 아들을 가엾게 여기시어 주님 곁에 데려가 주소서"하며 무릎을 꿇고 몇 시간을 눈물로 죽음을 예비하였다. 불안과 공포가 가시고 체념 속에 마음의 평온을 다시 되찾았다. 발길을 병원에서 집으로 돌리기로 결심이 선 것이다.

직장 동료들에게 고별인사를 나누고 과거에서 지금까지의 교우에 있어서 잘못이 있다손 치더라도 용서를 바란다는 나의 목이 메는 소리를 들은 친우들은 안타까운 눈으로 바라보며 "용기를 내어서 하루빨리 건강을 다시 회복하시오"라고 격려해주었다.

나의 집은 응암동 산기슭에 자리 잡은 수재민 주택이었는데 상경 3년 만에 가까스로 마련한 집이었다. 집사람은 집을 팔아서라도 수술 받는 것이 낫지 않으냐고 하였지만 나는 "한두 해를 더 연명하기 위해서 가족에게 빚을 남길 수가 없소. 운명을 하늘에 맡기고 의사들이 말하는 3개월간을 죽음과 대결할 것이오"라고 말하였다. 하지만 내가 다시 회생한다는 한 가닥의 희망도 없었다.

집사람의 권유로 한방치료를 받기로 하고 이름난 한의원을 순례하며 한약을 복용해 보았다. 그러나 몸에 받지 않을 뿐 아니라 복용한 약은 모조리 설사를 해버렸고 몸은 더욱 쇠약해갔다. 돈만 쓰고 더욱 약해졌으니 의사들이 원망스럽기만 하였다.

침식을 잊고 1주일을 깊은 사색으로 보내었더니 눈꺼풀은 앞을 못 볼 정도로 부어올랐고 암조직은 더욱 커져서 목을 죄었다. 숨쉬기조차 힘들고 고통을 이길 수 없어 인근 개인병원에 가서 모르핀 진통제 주사를 맞았다. 몇 시간도 못 되어 고통은 다시 엄습하였다. 견디다 못하여 또 진통제를 맞고 왔다.

이렇게 며칠을 되풀이하다가 이제는 기력도 약화되어 왕진을 청할까 망설이게 되었다. 왕진을 청하면 왕진비를 지불해야 하기 때문에 박봉생활로 연명해온 나로서는 신경이 쓰여진 것이다. 그런데 홀연히 내 귀에 "나는 십자가의 고통을 이겨냈다"는 소리를 듣고 제 정신으로 돌아왔다.

"내 잘못으로 얻어진 고통을 스스로 이겨내지 못할 때 어찌 주님의 곁으로 갈 것인가? 그렇다. 예수는 가시관의 고통도 십자가의 고통도 스스로의 잘못이 없음에도 인류를 위해 대신 감수하셨다. 나는 죽음의 고통을 이겨볼 것이다."

이와 같이 결심을 하고 나니 육체적 고통 속에서도 마음은 밝아졌다. 불현듯 어머니가 몹시 그리웠다. 그러자 대구 동생네 집에 계신 어머니께서 갑자기 오셔서는 "네가 몹시 보고 싶어져서 곧장 차를 타고 올라왔노라"고 하셨다. 그러면서 "네가 몹쓸 병으로 고통 받고 있을 줄 꿈에도 몰랐구나. 왜 편지를 하지 않았느냐"고 나를 나무라셨다.

나는 "어머님! 불효자식을 용서하십시오. 제가 임종할 때는 어머님 곁에서 하고 싶습니다" 하며 자초지종을 말씀드리고 나서 "저는 주님 곁에 갈 날만 기다립니다. 불효자식을 용서하시고 뒷일을 잘 처리해주십시오. 둘째 아우에게는 이미 잘 부탁해두었습니다"라고 말씀드렸다.

다시 1주일이 지나 잠결에 "인간은 초자연(하느님)으로부터 나고 자연 속에서 삶을 이어가는데 육신은 자연의 지배를 받는다. 질병은 자연역행의 생활의 결과다. 자연에 순응하면 병도 자연히 나을 것이다"는 소리를 들었다. 이 소리는 계시의 복음이 틀림없다고 생각하고 그날부터 자연요법의 계획을 짜기 시작했다.

나는 대구 농대를 나왔기에 자연요법의 문헌도 다소 갖고 있었다. 우선 식생활을 자연식으로 고쳐 나갔다. 집사람도 협력해주었다. 동물성 식품은 완전히 밥상에서 사라졌고 부식은 신선한 채소류로 바꾸었다. 밥은 잡곡 혼식으로 '밥이 약이다'라는 생각에서 감사하며 먹었다.

내가 쓴 《자연식의 위력》이란 책을 보면 알겠지만 그 책 속에 소개된 건강의 5대 정도(正道), 즉 정심(正心)·정식(正息)·정동(正動)·정식(正食)·정면(正眠)과 자연식의 5대 원리인 질서식(계절식)·조화식·완전식·선택식·적량식을 철저히 실천에 옮겼다. 치병의 5대 원리는 건강 회복 후 만 5년 만에 찾아낸 원리이다.

고통을 무릅쓰고 아침 일찍 일어나서 산에 기어 올라갔다. 아기처럼 기어오르면 소화가 잘 되고 위장이 좋아진다. 산마루에서 신선한 공기를 복식 단전호흡으로 마시고 우물물을 길어다가 자연수로 체세포에 생기를 주었다.

가시관의 고통, 십자가의 고통을 질병고로써 대신하는 것을 하늘에 송구스럽게 생각하며 감사생활과 명랑생활에 힘썼다.

3주일이 지난 날 아침에 눈 뜨자마자 손으로 목의 암 부위를 어루만져보았다. 이상한 일이다. 돌덩이 같은 암조직이 연식 테니스공같이 약간 말랑말랑하게 되어 있었다. 어머니도 만져보았고 집사람도 만져보았다. 기적이 일어난 것일까?

드디어 현미·채식의 초토화 작전이 주효한 것이다. 암세포가 좋아하는 육식 위주의 식생활에서 채식 위주의 자연식의 위력은 참으로 놀랄 만한 것이었다.

어머니가 오셔서부터 새벽에 잠이 깨면 입 안에 괸 침을 매일 손끝에 묻혀 암조직의 환부에 바르는 것이 일과처럼 되어 있었다. 그래서 그 암조직이 커지며 굳어지는 것을 매일 느껴 왔었는데 드디어 암조직의 세력이 약화되기 시작한 것이다.

"하늘은 스스로 돕는 자를 돕는다"는 복음이 투병에도 적용될 줄이야. 인간은 매를 맞고 정신을 차리는 모양이다. 시련의 나날은 고통 속에 지나가고 3개월이 지나는 동안 암조직은 주먹만한 것이 콩알만하게 매일매일 줄어들었다.

투병 3개월 만에 다시 출근하게 되었는데 동료들의 놀라움은 컸다. 그 후부터 도시락까지도 현미 주식의 자연식으로만 6년간을 계속하였다. 밥은 현미잡곡밥에 반찬은 다섯 가지 생채소와 나물, 그리고 해초와 참기름과 된장으로 밥그릇에 반찬을 담고 반찬 그릇에 밥을 담아 소식으로 완전 소화시키기에 노력하였다.

투병기간 중 집사람으로 하여금 내가 연구해온 지압법도 아울러 시술받아왔다. 특히 경추 주변의 응결을 맨손으로 풀어 받았다. 환부 주변에 부항을 붙여 정혈요법도 계속하였다. 출근 후 야근이나 철야 근무는 건강을 핑계 삼아 피하였다.

그리고 초대 받은 좌석에 가서도 동물성 식품은 거들떠보지도 않았기에 건강한 동료들이 나의 곁에 앉기를 좋아했다. 그 까닭은 고기를 많이 먹을 수 있기 때문이다.

집에 돌아오면 케일이나 양배추 껍질의 생주스도 한 대접씩 마셨다. 집사람은 매일 장 바닥에 버려진 양배추 껍질을 주워오는 일이 일과처럼 되었다. 채소장수들이 "댁에 돼지를 먹이느냐?"고 하며 모아서 주기도 했다고 한다. 아이들은 학교에서 돌아오면 아버지의 병 치료에 쓴다며 솔잎과 아카시아 잎도 훑어왔다. 박봉생활에 돈 들여 채소를 사 먹을 수 없는 형편이라 사람이 먹을 수 있는 산야의 풀을 채집하는 길밖에 없었다.

갈수록 내 몸은 더욱 튼튼해지고, 혈색은 분홍빛으로 피부에 광택이 생겼다. 암환자는 암 특유의 피부색을 띠게 되는데 누렇고 거무스레하며 광택이 없다.

암 투병 8개월 만에 건강 진단을 했더니 암조직이 완전히 사라진 뒤라 이 기적 앞에 의사들도 고개를 갸우뚱하고 퍽 의아스럽게 여길 뿐이었다. 나의 혈색은 누가 보아도 부러워 할 정도가 되었다. 가족들의 혈색도 한결같이 곱다.

투병생활이 끝난 후 문득 생각난 것이 아이들까지 현미·채식 위주로 관철하였기에 측은한 생각이 들어서 하루는 집사람에게 "그간 너무 고기를 의식적으로 멀리 했는데 애들에게 오랜만에 불고기라도 한번 먹이자"고 제의했더니 곁에서 듣고 있던 둘째 아이(당시 7세)가 "아버지! 불고기란 불에서 사는 고기예요?"고 해서 폭소를 자아냈다. 불고기를 여러 해 먹여 보질 못했으니 천진난만한 아이들이 알 턱이 없었다.

암이란 국소적인 질환이 아니고 혈액의 산성화에서 오는 전신병이기 때문에 근본 치료는 체질 개선에 있다. 병균도 각기 기호가 있는데 산성체질에는 호산성 균이 번식하게 되고 짜게 먹는 자

268

에게는 호염성 균이 붙게 마련이다. 암세포가 공기(산소)를 싫어하므로 혐기성 질환이라고 한다. 육식은 조직세포가 찌그러지게 하고 산소를 공급하는 길을 저해한다. 채식은 조직의 신진대사와 산소 공급을 원활히 한다.

암 투병에 효과적인 방법을 동서고금의 건강의 지혜를 통하여 찾아보았다. 내가 권하고 싶은 것은 다음 요법들이다.

첫째는 현미·잡곡 혼식, 특히 율무쌀 혼식이 좋다. 또한 야채·산채·해조류와 민물고기·멸치 등 통째로 먹을 수 있는 작은 물고기와 굴·조개 등이 좋으며, 버섯 종류와 케일 녹즙·밀싹 주스 등도 좋다.

둘째는 물리요법으로 네거티브 요법이 정혈에 매우 탁월한 효과가 있다. 이에 대해 내가 한국일보에 연재하고 있는 선술비방(仙術秘方)에 소개하였더니 많은 사람들이 문의를 하였다. 이 네거티브 요법을 한 달 이상 꾸준히 하면 피부호흡과 정혈작용으로 암치료에 뚜렷한 효과가 있다.

셋째는 탄소봉을 태워서 하는 가시광선 치료인데 이런 방법들을 동원해서 나는 지난달 세기의 난치병 공피증(鞏皮症)도 쾌유시킨 바 있다. 정성스런 마음으로 하는 지압법도 곁들여 하면 더욱 효과가 있다.

이 투병수기를 쓴 김용한 씨는 14년 전에 암 선고를 받고 현대의학과 동양의학으로부터 버림을 받았던 분이다.

자신의 병은 오직 자신의 힘으로 밖에는 고칠 도리가 없다는 막다른 길목에서 자연요법을 체험으로 연구하면서 끝내 기사회생의 기적을 성취한 것이 동기가 되어 뒤늦게 본격적으로 의학 연구에 몰두하여 40세가 넘어서 고려대학교 의과대학을 다녀 물리요법사의 자격을 취득하였다. 그리고 더욱 사명을 느끼고 자신의 체험을 정리하여 자연요법의 대중화에 앞장서고 있는 소중한 분이다.

그 후 경희대학교 동서의학연구소 물리요법실장, 세브란스 한의원 부원장직을 역임하면서 많은 난치병 환자를 자연요법으로 지도해 구제하고 있다. 또한 자신의 체험을 엮어 《자연식의 위력》, 《수기지압 입문》 등의 저서를 펴내기도 하였으며 각 지면에 자연요법을 많이 기고하였다.

자신의 생생한 투병수기를 공개하기는 이번이 처음이다. 본서 출간 계획의 소식을 전해 듣고 자진해서 특별 기고를 해주신 후의에 대해서 충심으로 감사를 드린다.

폐결핵과 폐암을 자연요법으로 물리쳤다

– 황천섭(방복덕 할머니의 자제, 회사 사장)

어느 날 모친이 걷잡을 수 없이 기침을 많이 해서 대학병원에 모시고 가서 종합 진찰을 했다. 진찰한 결과 엑스레이(X-ray)촬영을 했는데 폐문에 계란만한 혹이 발견되었다.

믿기질 않아서 앞, 옆으로 자세히 찍어서 내과로 필름을 가지고 갔다. 거기서 필름을 보고 1주일분의 약을 지어주며 복용해 보라고 주었으나, 이 약이 3일 정도는 듣는 듯하고 3일은 마찬가지였다. 다시 병원에 가니 1주일분의 약을 다시 주었다. 그러나 역시 1주일을 먹어도 마찬가지였다. 그래서 그 필름을 가지고 결핵담당 의사한테 가지고 갔다.

결핵담당 의사는 필름을 보고 나서 당장 입원을 하라 해서 급히 입원을 하고 여러 가지 검사를 한 결과, 폐결핵에 폐암이라는 진단을 내렸다. 그러면서 날짜를 잡아 조직검사를 하자고 했다.

그 이야기를 듣고 가족들 전부가 실의에 빠져 있던 중 여기저기 수소문해 본 결과 유명하다는 한의사 한 분이 현대의학에서는 암을 고칠 수 없으니 조직검사를 하지 말라고 했다. 조직검사란 '암이다, 아니다'라는 판명만 나지 치료가 되지 않을 뿐더러, 그것을 건드리면 더 악화가 될 테니 건드리지 말라는 것이다. 이미 암으로 엑스레이 촬영상 판명이 되었으면 더 이상 지체 말고 기준성 회장을 찾아가 부항요법으로 하는 정혈요법의 지도를 받아보라고 소개를 해줬다.

그러면서 이분은 조직검사가 끝나고 나면 수술이나, 방사선 치료 이 두 가지 방법밖에 없는데 그러한 복잡한 과정을 겪을 필요가 없다고 했다. 자연식동호회의 기 회장님한테 가면 좋은 요법이 있으니 가서 부항요법을 배워 집에서 하면 희망을 가질 수 있을 것이라고 덧붙였다.

나는 즉시 연락을 해서 기 회장님을 찾아갔다. 그리고 그 이튿날 대학병원에 가서 퇴원을 하겠다고 하니 내과 의사가 깜짝 놀라며 조직검사 받을 날을 다 받아 놓았는데 퇴원이라니 무슨 일이냐며 만류하였다.

차마 그 의사에게는 현대의학으로 암이 나을 수가 없지 않느냐고 반문할 수는 없어서 우리의 말 못할 사정상 퇴원을 하겠다고 하니 그 의사는 주치의와 상의하라면서 그냥 나가버렸다. 그래서 다음날 주치의인 결핵담당 의사하고 이야기했더니 펄쩍 뛰며

"당신 어머니 죽이고 싶어서 그러느냐. 지금 당신의 어머니 상태가 폐결핵에 폐암인데 여기에서 만에 하나 기적이라도 있으면 기적을 찾기 위해 조직검사를 하려고 하니 일단 조직검사를 한 다음에 퇴원을 하라"며 강력히 반대하였다.

이렇게 서로의 언성이 높아져 싸우면서 결국 퇴원을 하고 바로 기 회장님을 찾아갔다. 기 회장님은 부항시술을 해주면서 상당히 희망적인 말을 해주었다. 시술 반점을 보고는 1개월만 해도 상당한 효과를 보겠다고 하였다. 그래서 희망을 갖고 집에서 근육이란 근육에는 빠진 곳 없이 전부 한 달 동안 부항시술을 계속했다.

꼭 한 달을 채운 다음에 확인을 하려고 다른 병원에 가서 다시 엑스레이 촬영을 했는데 계란만한 혹이 폐문에 그대로 있는 것이다. 그래서 그 의사한테 사실은 대학병원에서 진찰 결과 폐결핵에 폐암이라는 진단이 나왔었다고 했더니 의사는 "그것이 맞다"는 한마디 말만 남기고 나가버렸다. 나는 실의에 빠져서 '이 부항요법이 아니면 살 길이 없다' 생각하고 다시 계속했다.

그 당시 병원에서는 수술을 해야 3년이라도 살 수 있으니 수술을 하자고 내게 이야기했으나, 나에게는 어떤 확신이 있어서 동생들의 원망도 무시해버리고 그대로 밀고 나갔다. 식사는 민물고기, 채소류, 현미, 율무 등 잡곡밥을 드시게 하면서 부항요법을 하루도 빠지지 않고 했다.

꼭 2개월을 채운 후 대학병원에는 가질 않고 종로5가에 엑스레이 촬영을 잘하는 곳이 있다고 해서 그리로 가서 이런저런 소리 없이 사진만 찍었다. 결과는 그 다음날 오라고 해서 이튿날 가서 보니 사진에는 아무 이상이 나타나질 않고 촬영기사도 아무 이상이 없다고 했다.

그렇지만 도저히 믿기지도 않고 당황도 되고 기쁘기도 해서 다시 반문을 하니 역시 아무 이상이 없다고 하길래 그 필름을 가지고 바로 대학병원으로 달려갔다. 그 필름을 전에 촬영했던 기사에게 보여주며 그때 찍었던 필름을 찾아서 비교하자고 했다. 그 필름에는 분명히 계란만한 혹이 있었는데 지금 이 필름에는 아무런 이상이 발견되지 않는다고 했다.

그러면서 지금의 기계가 낡아서 20일 후에 새 기계가 도입되니 그때 다시 한 번 찍자고 했다. 20일 후에 연락을 받고 다시 찍었는데도 아무 이상이 없어서 거기에 자신을 갖고 내과 의사한테 가지고 갔더니 의사는 이상하다고 했다.

촬영기사한테는 그동안에 부항요법을 했다고 말했으나 그도 "사진기계가 나빴나"라는 말만 했다. 아무리 기계 문제라고 해도 폐결핵, 폐암이라는 진단이 나올 수 없지 않느냐고 반문하기도 했지만, 아무튼 우리 어머니는 다 나은 것이다.

그때 당시 부항을 하면서 '와송'이라고 하는 한옥 기와지붕에서 자라는 풀을 건재상에 구하여 달여서 그 물을 드시게 하고 철저한 자연식을 했다. 완쾌한 뒤에도 육식을 안 드시고 민물고기와 식물성 음식만 드시고 있다.

다 나은 뒤에는 와송도 안 드렸고 요새는 가끔씩 한약재를 드리곤 한다. 그때 대학병원 의사 말대로 조직검사를 하고 수술했다면 아마도 우리 어머니는 돌아가셨을 것이다. 나대로의 확신과 신념을 그대로 밀고 나간 결과, 현재 어머니의 연세가 72세이지만 건강하시다.

그래서 자연식동호회 월례 건강강좌가 있는 한국일보사 강당에 어머니를 모시고 나가 발표도 했다. 그때 똑같은 암환자 4명이 와서 그 요법을 알려줬는데 모두 효과를 봤다고 연락이 왔다.

인간에게는 이러한 기적도 있다. 현대의학으로 낫지 못한다고 자포자기하지 말고 최선을 다하면 기적을 바랄 수 있다는 것을 경험으로 알았다. 그러한 것을 알게 해주신 기 회장님께는 항상 감사를 드리고 있다.

말기 대장암을 극복했다

– 김동원 박사(사학자, 전 공군사관학교 교관·독립기념관 전시본부장)

사랑하는 아내 경해에게

창가에는 봄기운이 햇볕에 실려 와 닿았는데 당신이 내게 부탁해서 밖에다 널어놓은 세탁물들은 차갑고 쌀쌀한 바람에 흔들리고 있소.

당신이 애들과 함께 차를 타고 서울을 향해 집을 떠난 뒤에 차가 안 보일 때까지 서 있다가 방 안에 들어와 앉아있소. 마치 낯선 사람들끼리 한동안 같이 있으면서 정들자 헤어진 것처럼 갑자기 외롭고 쓸쓸하여 괜히 감상에 젖어버렸소.

허전해진 마음속에 그동안 당신이 내게 해준 정성어린 일들이 벌써 지난날의 고마운 추억으로 떠올랐던 것이오. 손가락을 헤아려보니 내가 병원에 입원했던 날부터 따져 약 8개월간을 당신은 병석에 누워 있던 내 곁에서 나를 수발들었고, 또 퇴원 후에는 나의 건강 회복을 위해 30년 근속해온 교직을 처음으로 휴직하면서

까지 보살펴주었지요.

병원에서 여섯 시간에 걸친 수술을 마치고 아직 그 아픔 속에서 헤어나지 못하고 있는데 거의 같은 시기에 당신마저 같은 병원에 입원하여 또한 큰 수술을 받고 내 병실 아래층에 누워 있었소. 누가 우리를 부부라 하지 아니할까봐 참으로 묘한 일치를 보았소. 더군다나 수술한 부위가 둘 다 복부였으니 말이요. 우리는 정말 철저하게 궁합이 맞는 부부인가 보오.

그런데 수술은 내가 먼저 받았으니 성공적인 수술이었음에도 내가 지녔던 당뇨병으로 말미암아 수술 부위가 덧난 채 아물지 못했어요. 그것을 치료받느라 나보다 조금 늦게 수술받은 당신이 먼저 회복되어 퇴원하였지요.

그러나 당신은 퇴원하여 집으로 돌아가 얼마동안 푹 쉬었다가 출근해야 할 몸이었는데도 계속 치료받느라 누워 있는 내 병실에서 한 걸음도 떠나지 못했소. 내가 퇴원할 때까지 50일간이나 나와 함께 있었으니 참으로 그 심신의 피로함을 당신의 남편인 내가 너무나 잘 알고 있어요.

주치의가 이제는 퇴원해도 좋다고 했고 심지어 퇴원 독촉도 받았었는데 아무래도 심상치 않았던 내 몸을 이상히 여긴 당신이 퇴원을 연기해서 치료받게 하였소. 내 병세를 민감하게 관찰하여 자상하게 기록해서 꼬박꼬박 의사들과 간호사들에게 알려주는 번거로운 일도 해야 했으니 그 고달픔이 얼마나 컸겠소.

병상 곁에 놓여 있는 좁고 긴 의자를 침대삼아 겨우 누웠다가도 부시럭거리는 소리에 아직 통증이 가라앉지 않았던 그 불편한 몸을 힘겨워 하며 일어나 나를 돌보았소. 당신의 모습이 안타깝게 보이면서 제발 집에 돌아가 쉬라는 내 말을 거역한 당신이 밉기도 했던 심정이었소.

묘하게도 저녁식사를 전후해서 더 통증이 심했던 나는 어둠이 깔리면 그 고통 때문에 밤잠을 이루지 못하는 공포감에 사로잡히곤 했소. 그러한 밤중에 덩달아 당신까지도 함께 고생하였었으니 어쩌면 당신이 나보다 더 힘들었던 나날을 보냈다고 생각하오.

수술 후 수일간을 미음만을 먹다가 밥을 먹게 되었을 때는 얼마나 기뻤고 그렇게 맛있을 수가 없었다오. 반찬을 하나도 남기지 않고 밥 한 그릇을 맛있게 다 먹었는데, 차츰 그 고통으로 밥 먹기조차 두려워하며 냄새 맡기도 싫어했던 나를 위해 어떻게 하면 좋을지 몰라 근심으로 가득 찼던 당신의 얼굴이 생각나오.

그때만 해도 당신은 나의 당뇨병 증세를 누그려 보겠다는 생각으로 달콤한 것을 먹고 싶어했던 나를 통제하는 것이 내 식사방법을 조절하는 지혜일 뿐이었소.

어느 날, 다른 때보다도 더욱 하혈이 심해 갑자기 졸도하여 법석을 떨었고 수혈해야 한다 해서 당신의 친정 중 올케 한 사람과 이 화학교 선생과, 멀리서 기념관 직원들이 달려와 귀중한 피를 기꺼이 헌혈해준 고마운 일들도 있었소. 날마다 새벽부터 한 번도 제대로 잠을 이루지 못한 날 밤중까지 당신이 하느님께 바친 눈물의 기도는 정말 값진 정신적 수혈이었소.

퇴원 후 내 병실을 찾아와 위로해준 분들의 명단을 정리하여 보니 수백 명이었어요. 나를 위해 간절하게 기도해주신 분들, 물질적으로 크게 도움주신 분들, 전혀 생각지도 못했던 분들의 문병, 옛 정을 되새겨준 분들 모두 참으로 고마운 분들이었소.

그런데 말이오. 그분들이 갖다 준 각종 주스 및 음료수는 말할 것도 없고 내가 먹고 싶어도 먹을 수 없는 맛있는 것들은 쌓일 지경이고 몸보신에 가장 좋은 것은 뭐가 어떻다고 말씀해주는 분들은 있었지만 현미밥에 생야채 먹거리에 대한 얘기를 한 사람은 한 분도 없었소. 아니 우리 자신도 그때는 거기에 대해서 깊이 생각하지 못하였소.

"하느님, 이 고통의 시련으로부터 벗어나게 하여 주십시오. 제 몸 안에서 행패부리는 악마를 뿌리째 뽑아 내쫓아 주십시오. 저에게 밝은 건강이 되돌아오도록 은총 주십시오. 병이 나아 건강해지면 하느님의 도구가 되어 더욱 쓸모 있는 사람으로 살아가겠습니다"라고 자주 눈물 흘리며 기도하곤 했지요.

그러나 하느님께서 내려주시는 자연식 먹거리에 대해서는 아직 생각이 미치지 못해 캄캄했던 것이었소.

사랑하는 아내 경해!

지금쯤 당신은 작년에 이어 두 번째로 성형수술을 받기 위해 입원한 아들 곁에서 내일의 수술이 잘 될 수 있도록 기도하고 있는 줄 아오. 2월 말까지의 휴직기간이 다 끝나게 된 막판에 그동안 나를 보살피느라 제대로 쉬지도 못했는데 아들 간호로 다시 더 피곤하게 되었으니 그저 민망할 뿐이오.

생각하여 보면 30년 넘어 고락을 함께하며 살아온 당신과 나는 이번처럼 오랫동안 집에 같이 있으면서 낮과 밤을 보낸 적이 한 번도 없었던 것 같소. 특히 퇴원 후 6개월간을 집에서 함께 보낸 시간들은 50대 후반의 우리에게 전혀 새로운 분위기를 느끼게 한 귀중하고도 소중한 생활의 경험들이었소.

내 얘기가 지루하겠지만 돌이켜보기로 하겠소. 퇴원한 다음 한동안 통원치료를 받고 나서 '이젠 다 끝났구나' 싶어 홀가분해진 기분이었소. 그렇지만 입원했던 병원의 암센터에 가서 계속 치료를 받아야 한다는 바람에 마음이 우울해졌었지요.

그때까지만 해도 어느 의사 한 사람 내 병에 대해서 구체적으로 말하여 주지 않았으나 이제서야 대장이 그저 좋지 않았다는 것이 아니고 사실은 암이었다고 알려주었소. 당신이나 나의 마음은 충격을 받았으면서도 서로 내색하지 않고 애써 표정은 담담하였었지요.

암 재발의 위험을 예방하기 위해서는 근육주사를 매주 월요일마다 맞아야 하고 또 4주에 한 번은 월요일부터 금요일까지 매일 혈관주사를 맞아야 한다는 것이었소. 소변검사·채혈·혈당치 검사·약 복용 등등 그것도 앞으로 시한이 정해져 있지 않은 오랜 기간에 병원에 갈 때마다 번거로운 수속과 대기하는 절차를 거쳐 많은 돈을 쓸어 넣어야 했소.

게다가 입원 당시 처음에는 청결한 백의를 입은 젊은 간호사들이 내 병실을 자주 드나들어 주는 것을 고마워했고 즐거워했는데 나중에는 그 백의 천사들이 무서워졌고 귀찮았으며 보기 싫어졌지요.

매일 채혈이다, 주사다 하며 점점 그 횟수가 더 늘어나는 것처럼 느껴졌고, 정말 주사 맞기가 지겨워져 지긋지긋 했었소. 흰 빛깔이 이제는 내게 공포감을 주었고 흰밥조차 보기 싫어 밥 그릇 뚜껑도 열지 않았던 것 잘 알지요?

그런데 맞으면 오한이 생기고 근육이 수일간 아파 밥맛조차 잃어버릴 정도의 주사를 허구한 날 맞으러 다녀야 하니 견딜 수 없는 일이었소. 오히려 나보다는 당신이 곁에서 아파했던 것 같소.

계속 치료받는 나에게 자동차 운전권(?)을 절대 내어 주지 않은 당신이 집과 병원 사이를 오가며 매일 운전을 해야 했소. 병원에 가면 수속 절차 밟느라 분주해야 했던 당신에게 그 얼마나 고달 픈 일이었겠소. 휴직 중에 당신이 병이라도 얻을까봐 나는 속으 로 두려워하였다오.

당신은 쉴 수가 있고 나에게는 조용히 요양하는 방법은 없을까 하고 우리가 모색하는 중에 병원에 왔다가 마침 여유 있는 시간 이 생겨 서점에 들어가 이 책, 저 책을 골라보는데 당신이 기막히 게 좋은 책을 한 권 골라 왔지요. 그 책이 바로 기준성 선생의《사 람의 먹거리》였소.

그날의 1주일 전부터 현미밥을 만들어 야채를 반찬으로 한 식 사를 계속해왔지만 그것은 주먹구구식 거칠었던 것이었고 아직 어떤 확신을 갖고 있지 못했었지요. 그런데 우리는 바로 그날 오 후 동숭동 대학가의 흥사단 건물 내에 위치한 기준성 선생의 '자 연식동호회'를 찾아갔던 것이오.

16년 전 온몸이 두드러기에 덮여 여러 달 큰 괴로움을 당했던 당신이 기준성 선생의 네거티브 요법인 '동의부항'을 알게 된 후 꾸준히 그 요법에 따라 실천하였더니 기적처럼 말끔하게 고쳐진 일이 있었지요. 나는 그게 무슨 효험이 있겠는가 하여 의구심을 가졌었지만 당신의 몸에 더 이상 두드러기가 안 생기는 것을 보 고 놀랐던 것이오.

그 뒤부터 당신은 기준성 선생의 동의부항에 대한 믿음이 거의 절대적이었고 마치 신앙을 간증하며 전도하듯이 기회만 있으면 그 자리에서 당신의 경험을 통한 동의부항의 위력을 복음화(?)하는 데 열심이었소.

그때 나도 일종의 호기심으로 '부항'을 해보았는데 어찌나 시원하고 기분이 개운했던지 저녁에 시간만 나면 '부항' 해달라고 원했던 생각이 나오.

이미 우리 집에서는 동의부항에 대한 터득이 깊어 여러모로 그 효험을 보아왔소. 그러나 이제야말로 나에게는 그 요법이 중대한 의미를 주게 되었다고 생각한 것이오.

기준성 선생의 자연식동호회를 찾아간 우리를 화색 밝으신 표정으로 친절하게 반겨주신 선생께서는 나지막한 음성으로 우리에게 굳센 신념을 갖도록 바른 판단의 방향을 제시하여 주셨소.

"암을 두려워 할 것이 아니라 이를 극복하기 위하여 구태의연한 생활태도를 과감히 버리는 적극적 생활방법으로 개혁하여 오염된 몸을 완전히 체질 개선해야 한다"고 강조해 주셨던 것이오. "약을 갖고 암이 발생한 부분만을 억제할 것이 아니고 몸 전체에 걸친, 균형 있는 건강 회복을 생각하는 것이 더 중요하다"고 하셨지요.

식생활의 구체적인 방법으로 반드시 현미밥을 먹되, 각종 생야채를 반찬으로 곁들여 꾸준히 먹는 생활습성을 익히라는 것이었지요. 더욱이 현미밥은 참을성 있게 100번씩 씹어야 한다고 힘주어 강조하셨소.

그리고 매일 한 번씩 공복시간을 이용하여 온몸에 부항을 함으로써 피를 맑게 해주어야 한다고 했소. 그러나 먹기만 하고 움직이지를 않는다든지 부항만 해도 소용이 없고 하루에 1만 보는 걸어야 자연식과 네거티브 요법 및 운동이 조화를 이룬다고 하셨소.

이 모든 생활은 정신적으로 밝은 마음·밝은 생각을 지닌 자세에서 이루어져 나가야 한다고 말씀하신 것, 당신도 기억하고 있을 줄로 아오.

우리는 당장 그날로부터 기준성 선생의 말씀을 으뜸으로 하여 그분의 저서 《사람의 먹거리》에서 가르친 대로 지금까지의 생활습성을 일신하여 새로운 생활방법을 실천하였지요. 이 일은 내 생애에 있어 일대 전환을 가져오게 한 큰 사건이 된 것이오.

여기에 당신의 의지와 정성이 없었다면 아마도 나 혼자로서는 도저히 이뤄내지 못했을 것이오. 당신은 나에게 선지자요, 전도자요, 실천자로서의 모습을 보여주었던 것이오. 우리는 그 책을 마치 성서 읽듯 읽고 또 읽고 중요한 대목 밑에는 줄을 쳐가며 되새기곤 해서 그 책을 사본 지가 얼마 안 되었는데 책 쪽마다 벌써 오래 된 책처럼 되어버리지 않았소.

기준성 선생이 무슨 종교에 어떠한 신앙을 가지셨는지 몰라도 그 책에 적혀 있는 엄격한 지시들은 바로 우리가 믿는 하느님이 가르치시는 생명존경에의 길과도 통하는 것이라고 믿게 되었소.

이리하여 암 센터의 의사 선생들에게는 죄송한 마음이지만 나는 슬그머니 병원과의 왕래를 끊어버리고 아예 전적으로 그 네 가지 방법으로 건강을 되찾기로 결단을 내렸던 것이오.

그러나 이들을 실천하는 것은 결코 쉬운 일은 아니었소. 때로는 회의가 일어나 중도에 그만두고 싶었고, 번거로워 짜증이 나기도 했으며, 먹고 싶은 것을 마음껏 먹을 수가 없어 원망스럽기도 하였소.

당신의 의지와 정성이 도리어 야속하기도 했고, 밉게도 느껴졌다오. 100번을 씹어야 하는 밥이 나도 모르게 50번 정도로 목구멍을 넘어가려 했을 때 당신은 매섭게 주의를 주었소. 내가 100번을 씹어 먹나 안 먹나 하고 팔짱 끼고 앉아 나를 똑바로 바라보며 헤아리고 있던 당신의 모습은 밉살스러웠고 보기도 싫어 늘 창 밖을 내다보며 식사를 하곤 했었소.

친척 아주머니가 나를 생각해서 콩이 다닥다닥 붙은 떡을 가져오셨지만 손톱만큼의 크기도 먹는 게 싫어 단호히 말렸고, 또 가깝게 지내는 어느 부인이 콩과 밤을 섞어 만든 찹쌀 현미떡을 갖고 와 내 건강을 위한 것이라고 했는데도 그 속에 흰쌀이 조금 섞였다고 먹고 싶은 것을 억제하였었소. 그 밖에도 매정하게 거절

당한 일들이 있었는데 그때마다 순간, 인생의 재미가 꺾여지는 것 같은 느낌이 들어 좋았던 기분이 망쳐지곤 했었소.

괜히 이 방법을 택했나 싶어 후회도 해보았지요. 차라리 그 싫었던 주사를 맞더라도 이것 저것 마음대로 먹는 생활이 낫겠다는 생각이 들었소. 또 밥을 머고 나서 수저를 놓자마자 바로 밖에 나가 운동을 해야 한다고 다그쳤을 때는 괜히 화가 나서 내가 왜 이렇게 쫓기는 기분으로 살아가야 하나 하고 산보 나가는 내 발걸음이 무거웠소.

당신은 너무 직선적으로 또는 너무 의도적으로 실행을 요구하였으므로 어떤 때는 마치 꼭 어린아이 같은 심술이 일어나 이불이라도 뒤집어쓰고 드러눕고 있거나, 집에서 도망가고 싶었소.

그러나 내 딴에는 당신의 그 감독관 같고, 또는 훈련 담당관 같은 눈총과 호령 및 강행을 참아내며 순응하느라 애 많이 썼어요. 결국은 오로지 내 건강 회복을 위한 당신의 눈물어린 노력이었기 때문에 받아들여질 수가 있었다고 보오.

농협 직매장이나 슈퍼마켓 또는 일반 시장이나 경동시장에 가서 현미, 율무, 검은콩 등의 곡식과 오이, 당근, 무 등 각종 야채를 사들여 왔소. 율무를 펼쳐 놓고 그 껍데기를 골라내어 압력밥솥에다 현미, 콩과 함께 넣어서 밥을 짓고 야채를 잘게 썰어서 큰 접시 위에다 보기 좋게 잘 둘러놓으면 빛깔이 예쁜 고급 반찬처럼 되어 식탁에 올랐소. 게다가 볶은 된장, 생두부, 생미역, 절인 매실(일본식 우메보시)이 곁들여 놓여지면 잔칫상처럼 화사하여 즐거운 기분이었다오.

시간이 갈수록 식탁이 차츰 더욱 풍요해진 것은 당신의 깊은 배려에 의하여 반찬의 가짓수가 늘어났기 때문이었소. 김, 멸치, 두부찌개, 시금치 무침, 무말랭이 등등 그 밖에도 다른 것들이 식탁을 가득 메웠지요.

처음에는 사과의 아주 작은 한 쪽만 주던 것을 이것도 차츰 더 많이 주었고 곶감, 땅콩, 바나나, 검은깨과자 등 여러 가지를 먹을 수 있게 했고 가끔 방앗간에 가서 현미떡을 만들어 오기도 하여 나를 무척 즐겁게 해주었소.

이것은 당신이 기준성 선생의 저서 《사람의 먹거리》와 《자연건강교실》을 열심히 읽어가며 연구한 작품들이었으며, 또 잘 모르면 기준성 선생에게 직접 전화를 걸어 문의하여 배운 대로 한 결과였지요. 참으로 당신은 모범적인 생활인이고, 강한 여인이라고 감탄하고 있소.

갈색빛이 짙어가던 작년 가을에 당신은 앞장서서 인근의 동산에 올라 땅에 떨어진 밤이며 도토리를 줍는 재미로 소녀처럼 환성을 지르고 기뻐하였지요. 나를 동산에 오르게 하여 한 바퀴 산보하고 돌아오게끔 당신 스스로 행동을 하였던 것이오.

우리는 참으로 하느님의 큰 은혜를 받아 공기 맑은 숲 속의 동산 옆에서 살고 있으니 그 얼마나 다행한 일이오. 하느님께서는 머지않아 대장암으로 수술 받고 요양하지 않으면 안 될 내 앞길을 미리 아시고 지하에서 생수를 끌어올려 마실 수 있고 좋은 풍경을 바라보며 산보할 수 있는 전원적 환경을 마련해 주신 것으로 믿소.

나는 조용한 숲 속을 거닐 때면 온갖 새소리와 바람소리를 듣고 나뭇가지 사이로 쏟아지는 햇살을 보면서 저절로 하느님께 감사드리곤 하였소. 당신도 나와 함께 숲 속의 길을 산책하면서 곧잘 하느님 은혜에 감동하였지요.

한 시간 가량 동산을 돌아 집에 오면 당신은 감잎을 말려 만든 차를 따끈하게 달였고 날고구마를 씻어서 주며 평안한 휴식시간을 마련하였소.

저녁식사 후 소화가 다 되었을 밤 12시 즈음되면 고단하게 자다가도 벌떡 일어나 부항으로 치료해 주었소. 처음에는 매일 밤 실시하는 것을 번거롭게 생각했었는데 그것도 이젠 생활의 한 방법으로 정착되니 그저 편하기만 하오. 그러나 몸이 고달픈 당신을 보았을 때는 크게 미안한 생각이 들었다오.

발목이 빠질 만큼 눈 덮인 동산에 올라 새 발자국만 있고 아직 사람 발자국 하나 없는 하얀 눈밭 위에 내가 크게 원을 그리며 걸으면 그 뒤를 따라 도는가 하면 세로 가로로 발자국을 남겼소. "한 사람 여기 또 그 곁에 둘이 서로 바라보며 웃네. 먼 훗날 위해 내미는 손 서로 마주잡고 웃네" 하며 수없이 반복하여 노래 불렀던 모습은 아마도 내 추억 속에 오래오래 머물러 있을 것이오.

오늘 당신이 서울로 올라감으로써 이제는 당신이 퇴직하지 않는 이상 나와 함께 밤과 낮을 이렇게 여유 있는 시간을 보낼 기회는 없을 것 같소. 2월 말까지의 휴직은 다 끝나 가는데 마지막 1주일을 앞두고 아들 수겸이 입원한 병원엘 다녀야 하오.

또 나는 나대로 최근에 요청받은 강연에 나가야 하기 때문에 사실상 오늘로서 밀월과 같았던 둘만의 시간은 끝난 셈이오. 그러니 그동안에 있었던 일들이 벌써 추억거리가 되어 감상에 젖었던 것이오.

이래선 안 되겠다 싶어 먼지로 더럽혀진 승용차를 닦아내지 못해 안타까워했던 당신 생각이 나서 물 떠다가 걸레질을 시작하였소. 어찌나 찬 바람이 불어대든지 그늘진 쪽은 금방 얼어붙곤 해서 더운물을 수없이 나르면서 닦아냈는데 찬 겨울 동안 당신 혼자 여러 차례 세차했던 생각을 하니 그저 미안한 심정일 뿐이었소. 조금 힘든 일을 하려면 내 건강을 염려한 당신은 손도 못 대게 했지요. 그러나 수십 분간을 열심히 세차할 정도로 기운이 거뜬하오.

물론 그동안 아들 친구의 결혼식 주례를 두 차례 봐주었고 강연도 몇 차례 요청받아 수 시간 해냄으로써 건강을 스스로 과시할 수 있었소. 그래서 사기가 올라 건강 증진에도 큰 도움이 되었던 것은 오로지 모두 당신의 공로였소. 그런데 당신의 그 공로 뒤에는 기준성 선생께서 가르쳐 주신 지혜와 격려해주신 힘이 있있음을 늘 알고 지내야만 하오.

자연식과 부항요법의 생활을 시작하면서도 돋보인 당신 노력의 또 한 가지는 내가 집 밖에서 하는 식사에도 크게 정성 들였다는 것이오. 식당에 가도 또는 어떤 모임에 가더라도 내가 집에서 먹는 것과 똑같은 현미밥과 생야채를 맛있게 먹을 수 있도록 도시락에 꾸욱꾸욱 눌러 담아주는 일이었소.

다른 사람이 보기에는 그게 쉬운 것 같지만 실제 해보면 꽤 까다롭고 어려운 일임을 알거요. 그렇지 않소? 아니 그것은 애정과 정성이 없으면 잘 해낼 수도 없는 번거로운 일이라오. 그것을 당신은 내가 외출할 때마다 매번 성의를 다해 해주었어요. "마누라 뒀다가 뭘 해. 그런 거나 할 일이지. 뭐가 대단해. 당연하지"라고 말할 분들이 있을 것이겠지만 하여튼 보통 일은 아니라고 생각해요.

식당에 들어가 아무리 다른 음식을 시켜 놓고 앉았다 해도 유독 나만이 도시락을 펼쳐 놓고 먹기 때문에 사람들이 모두 힐끗힐끗 쳐다보는 것만 같아 처음에는 괜히 창피한 느낌으로 식사

했소. 심지어 내가 왜 이 지경으로 지내야 하는가 싶어 당신에게 짜증도 내고 심술도 부렸던 것을 잘 알고 있소.

그런데 이제는 제법, 남들이 보건 말건 오히려 보라는 듯이 떳떳하게 펼쳐 놓고 먹게 되었을 뿐만 아니라 피로연이나 회식에 동석한 분들에게 자연건강식을 통해 겪은 나의 건강 회복에 대한 경험담과 거기서 터득한 철학을 자신만만하게 펼쳐 놓았지요. 내가 하도 자랑스럽게 신념으로 가득 찬 말을 하니까 기름진 음식을 먹던 이들이 감탄을 하고 부러워하기까지 했다오.

기준성 선생의 말씀이 생각나요. "자연식 생활을 신앙처럼 여겨 굳센 마음으로 해나가야 된다"고 하신 그 말씀. 당신이 실천적으로 그 생활에 먼저 철저한 신앙을 갖고 내게 열심히 전교하더니 마침내 나도 열열 신자가 되도록 만들어 버렸소.

지금은 나를 위해 좋은 초청자리가 베풀어져도 내가 먹을 것에 신경 쓰지 말아주기를 바란다며 양해를 얻고 도시락을 들고 가서 먹는 여유도 생겼으니 밖에 나가서도 불편함이 없어요. 가끔 뷔페식으로 차려진 자연건강식당을 찾아가 외식을 하거나 담백하고 심심한 복국 맛을 보는 것도 큰 즐거움이라오.

그러한 결과 매일하는 것이지만 이젠 네거티브 요법인 부항을 해도 자주색 반점은커녕 엷은 분홍빛 반점도 잘 안 생기니 그 얼마나 큰 효과를 본 것이오.

사랑하는 아내 경해!

오늘도 처방(?)대로 점심을 먹고 난 뒤에 늘 하던 것과 같이 동산에 올라갔어요. 바로 어제 당신과 함께 산책했던 그 코스를 따라 가파른 길로 올라갔소. '이제는 당신과 함께 한가로운 시간을 갖고 등산할 수 없게 되었구나' 하는 생각에 미치니 아침에 왠지 외롭고 쓸쓸했던 그 감정이 되살아나면서 산 위에 다다르니까 갑자기 가슴에서 목구멍으로 뭉클하게 묘한 감정이 솟구치지 않겠소. 이내 콧등이 이상해지더니 눈물이 마냥 흘러나옵디다.

그리고 당신이 그렇게 수없이 반복해서 불렀던 그 노래, "한 사람 여기 또 그 곁에 둘이 서로 바라보며 웃네"를 동산 위를 크게 빙빙 돌면서 불렀다오. 내 노래는 더 말할 것 없이 눈물 섞인 울음 소리였소.

산에 오르면 우리가 곧잘 불렀던 성가, "주 하느님 지으신 모든 세계 내 마음 속에 그리어 볼 때 하늘의 별 울려 퍼지는 뇌성 주님의 권능 우주에 찼네. 내 영혼 주를 찬양하리니 주 하느님 크시도다. 내 영혼 주를 찬양하리니 크시도다 주 하느님. 저 수풀 속 산길을 홀로 가며 아름다운 새소리 들을 때 산 위에서 웅장한 경치 볼 때 냇가에서 미풍에 접할 때……"를 돌 벤치에 걸터앉아 역시 떨리는 목소리로 불렀다오. 마냥 눈물을 흘리면서요.

이 좋은 자연에 둘러싸인 전원적 환경 속에서 기준성 선생의 가르침에 따라 나의 알뜰하고 정성스런 아내가 만든 소중한 먹거리를 먹고, 가까운 곳에 있는 동산에 올라 산책하며 운동을 하오. 번잡한 생각에서 떠나 마음 편하게 그림이나 그리고, 가끔 강연하러 나갔다가 돌아오고, 매일 네거티브 요법인 부항을 하는 이 은혜로운 생활을 생각할 때 하느님의 크신 은총에 감사하지 않을 수 없어요.

낮과 밤을 한가롭게 보낸 당신과의 이러한 생활이 바로 어제로써 끝냈다고 생각하니 마치 당신과 이별하여 오랫동안 못 만날 것 같은 생각에 사로잡혀 그저 서운하기만 했소. 그리고 바로 어제의 일까지 해서 그동안에 있었던 일들이 회상되어 당신의 노고에 대한 감사의 심정이 복합되었던 것이오.

이제 오는 3월부터는 당신이 출근한 뒤 나 혼자 집을 지키며 당신이 내게 생활습관으로 길들여 놓은 방법에 따라 움직일 것이오. 나를 아끼고 나의 건강을 걱정해주는 사람마다 나를 보면 전에 비하여 야위기는 했지만 몸이 가뿐하게 보이며 얼굴빛이 더욱 좋아졌다고들 해요. 이게 모두 현미밥을 참을성 있게 100번씩을 씹어 먹은 덕이라고 역시 기준성 선생의 생활복음을 열심히 전도한답니다.

자연식을 주장하는 분들 중의 한 분인 안현필 선생 말씀처럼 하느님께서 은혜로이 내려주신 자연식을 거역하는 바보 같은 사람들이 암에 걸려 빨리 세상 떠나기를 스스로 독촉하는 것 같소. 일부러 장수를 바라지는 않지만 그날그날 건강하게 생활하는 것이 중요하다고 봐요. 당신도 마음 놓고 편하게 살아가야 하지 않겠소. 정말 고맙소.

유방암, 이렇게 극복했다

— 차상희(의학박사 · 고대 외래교수)

K여사!

당신의 편지 잘 받았습니다. 얼마나 상심이 되십니까? 저에게 편지를 하신 그 심정 충분히 이해가 됩니다. 제가 지금의 당신처럼 유방암 절제수술을 받고 절망에 빠져 있던 때가 어제 같은데 벌써 4년 5개월이 지났습니다.

어떻게 투병생활을 해왔는가를 물으셨습니다마는 나의 투병방법이 과연 당신에게 도움을 줄 수 있을지 그것이 걱정입니다. 왜냐하면 사람에 따라 체질이 다르고 성격이 다르고 또 병의 진행양상이 다르기 때문에 투병의 방법도 그에 따라 달라져야 하겠기 때문입니다. 그러니까 저의 이야기는 그저 하나의 참고로만 여겨주시기 바랍니다.

제가 유방암에 대한 막연한 불안을 가지기 시작한 것은 수술을 받기 2년 전쯤부터였습니다. 왼쪽 유방에 콩알만한 알맹이가 만

저졌습니다. 그래서 곧 병원에 가보았으나 별 염려 없다는 것이었습니다.

처음에는 안심을 했습니다마는 시간이 갈수록 이 알맹이가 차츰 커지고 있음을 감촉하게 되었습니다. 저는 다시 불안해지기 시작했습니다. 몇 차례 더 병원엔 찾아갔으나 한결같이 걱정 말라는 것이었습니다.

그런데 언제부터인가 왼쪽 유방과 겨드랑이 쪽이 뻐근하고 묵직한 매우 기분 나쁜 통증을 가끔 느끼게 되었습니다. 처음에는 그저 신경 탓이거니 하고 대범하게 지나치곤 했는데 이것이 차차 잦아지면서 내 불안은 커지기 시작했습니다.

조직검사 결과 유방암으로 판명되어 부랴부랴 유방암 절제수술을 받았습니다. 당시의 하늘이라도 무너지는 것 같은 절망적인 심정은 어떻게 말로 표현할 수가 없습니다. 아마 지금 당신의 심정이 바로 그러할 것입니다.

높은 빌딩 옥상에 "꿈을 키우자, 밝은 내일을 위하여"라고 크게 써 붙인 은행 현수막이 보인다. 나는 마침내 꿈이 없는 사람, 내일이 없는 사람이 되고 만 것이 아닐까. 아이들의 얼굴이, 남편의 얼굴이, 부모님의 얼굴, 나를 사랑하던 그 모든 사람들의 얼굴이 떠오른다. 나는 눈물을 깨물어 삼킨다.

입원해 있을 때의 제 일기의 한 구절입니다. 마침내 나는 죽음 앞에 직면하고 말았구나 하는, 그것은 말로 형용할 수 없는 절망이요, 공포였습니다.

퇴원하고 곧 항암제 투여가 시작되었습니다. 이 항암제 투여는 12주기로 나누어 1년간 계속되는 것입니다(임파 전이가 없을 경우에는 항암제를 쓰지 않고 전이가 있는 사람에게만 12주기를 채우나 재발될 경우에는 계속 항암제를 투여하는 것입니다).

항암제 치료를 받으면서부터 머리가 빠지기 시작하고 얼굴에는 발진이 생기고 손톱은 파랗게 퇴색되어 갔습니다. 독한 약 기운 때문에 소화장애를 일으켜 음식을 먹을 수가 없어 몸은 쇠약할 대로 쇠약해지고 그야말로 피골이 상접한 참담한 모습으로 변해 갔습니다.

당시 초등학교 1학년이었던 막내가 이러한 나를 바라보며 "엄마, 크리스마스까지는 꼭 살아있어야 해요. 크리스마스 날에는 엄마가 다 나으시도록 하나님께 약속하는 기도를 해놓았으니까요. 네 엄마" 하고 매달리는 것이었습니다.

나는 그만 이 아이를 부둥켜안고 엉엉 울어버렸습니다. 그리고는 생각했습니다. "나는 살아야겠다. 이 아이를 위해서라도 기어코 살아남아야겠다"고 이를 악물고 결심을 했습니다. 이때부터는 나는 이 병을 이겨내기 위한 모든 노력을 다했습니다.

이 무렵 남편이 어디에선가 일본 모리시타 박사의 《암 두렵지 않다》는 책을 구해왔습니다. 나는 이 책에서 많은 암시를 받았습니다. 현미·채식의 식이요법과 신선한 공기와 적당한 운동과 굳건한 정신력, 이것의 조화가 암을 이겨낼 수 있다는 것이었습니다. 그래서 나의 투병은 현대의학에 의존한 항암요법(화학요법)과 음식요법(자연식), 운동요법, 정신요법 등을 병행하였습니다.

일체의 육식을 금하고 현미, 채식(특히 야채 뿌리 종류를 참기름이나 홍화유로 볶아 먹었음)으로만 일관된 식생활을 시작했습니다. 그동안 자연식에 대한 많은 저서를 읽었고 이 방면의 많은 권위자들을 만났습니다. 자연식 이론에 일리가 있음을 알았기 때문에 그것은 지금도 계속하고 있습니다.

운동요법으로는 요가를 시작했습니다. 수영, 체조, 복식 호흡, 부항요법(네거티브 요법) 등 국내의 권위 있는 분들의 도움과 지도로 열심히 전념했습니다.

정신요법으로 저는 기독교에 귀의했습니다. 남서울교회 홍정길 목사님의 기도와 설교로 저는 깊이 하나님에게 몰입하여 세례교인이 되었습니다. "할 수만 있다면 이 쓴 잔을 저에게서 멀리하소서" 십자가에서 하신 예수의 마지막 말씀을 사랑하며 모든 것을 하나님에게 의존하며 저에게 이런 시련을 주신 하나님에게 감사하는 생활을 하려고 노력하고 있습니다.

저는 이 투병생활 중에 많은 것을 얻었습니다. 나를 둘러싼 그 많은 분들의 나에 대한 과분한 사랑을 확인할 수 있었고 많은 분들을 사귈 수 있었고 많은 것을 알게 되었습니다. 그래서 저는 제가 암에 걸렸다는 사실 자체까지도 감사하게 여기며 살아가려고 노력하고 있습니다.

어쨌든 저는 아직도 건강한 상태로 있고 문을 닫았던 병원도 다시 개설하여 진료에 전념하고 있습니다.

K여사!

어깨에서 가슴으로 비스듬히 내려앉은 칼자국, 마치 보석 빠진 장식처럼 허전한 나의 가슴을 소중하게 어루만지며 저는 이 글을 쓰고 있습니다.

암을 이겨냈다는 심정보다는 여태까지 저를 살게 해주신 하나님에게 감사하며 기도하는 마음으로 이 글을 쓰고 있는 것입니다.

암은 결코 두려운 것이 아닙니다. 누구든지 극복할 수 있는 하나의 시련에 지나지 않습니다. 문제는 그것이 두렵다고 생각하는 바로 거기에 있는 것입니다. 우리 용기를 냅시다.

에필로그
암과 동양의 생명관

• 일본 엔트로피학회에서의 필자 강연요지 •

건강잡지에 암 자연요법 시리즈를 연재하면서 애독자의 문의가 쇄도하고 있다. 앞에서도 언급하였지만 우리 사회에는 암으로 고생하는 환자가 너무도 많다. 그런데 여기서 한 가지 분명히 밝혀둘 것은 나는 암 전문의가 아니고 생명운동가일 뿐이라는 사실이다. 그러니 병을 치료하는 의사의 입장이 아니라는 것을 이해해 주기 바란다.

나는 어려서부터 허약해서 소년기에 갖가지 난치병에 시달리면서 동양의 건강법에 관심을 갖게 되었다. 그리고 30년 전에 모친이 위암 수술 후 1년 만에 돌아가셨고, 가까운 친지 중에서 암으로 쓰러지는 것을 많이 대하면서 자연요법을 연구해 왔다.

그 결과 가장 효과적인 정혈요법으로서 동의부항을 이용한 네거티브 요법을 창안하게 된 것이다. 그동안 체험으로 확인하고 터득한 동의부항요법의 원리와 방법을 널리 알리고자 한다.

내가 도달한 결론은, 모든 병이 다 그렇지만 특히 암은 타력에 의해서 낫는 것이 아니라는 것이다. 오직 자력에 의해서만 극복할 수 있다는 점을 새삼 강조하고자 한다.

수술이나 항암요법, 방사선 치료와 같은 최신 의학기술로 암이 치료되는 것으로 생각하지만 수술은 매우 성공적이었고 방사선 치료도 잘 되었는데 환자가 죽는 일도 흔히 있다.

반면에 말기 암으로 수술이 불가능한 중환자가 오히려 동의부항요법과 자연식 같은 가정요법으로 기적적으로 회생된 예는 수없이 많다.

'서양 의학의 아버지'라고 하는 히포크라테스는 "병은 자연이 고치고 보수는 의사가 받는다"고 2000년 전에 설파하였다. 병을 극복하는 주체는 어디까지나 환자 자신이 가진 생명 본래의 자연치유력이고, 의사는 다만 선의의 조언자에 불과하다는 뜻이다.

이는 당연하고 평범한 진리임에도 사람들은 어떠한 고정관념을 갖게 되면 진실을 잊고 착각에 빠지는 일이 있다. 병에 걸리면 으레 약을 먹어야 하고 병원에 가서 전문의의 치료를 받아야 한다는 일반적인 상식이 바로 그와 같은 고정관념인 것이다.

불의의 교통사고로 외상을 입었거나, 정밀검사를 요하는 경우에는 전문의의 치료가 필요하다. 그러나 현대의 성인병에는 특효약이 없고 의사가 치료할 수 있는 영역에서 벗어나고 있다는 것이 일반적 통설이다. 암 전문의가 암으로 사망하고 당뇨병의 전문의가 자신의 당뇨병을 평생 못 고치는 경우도 흔히 있는 일이다.

전에 현대의학의 대가이면서 서식(西式) 건강법으로 유명한 일본의 가시오 타로 박사가 한국에 와서 한 말이 있는데 요즘 일본이나 한국에서 시행되고 있는 의료보험제도에 문제가 있다는 것이다.

의료보험제도가 건강보험이 되고 있는 것이 아니라 오히려 질병을 조장하는 질병보험이 되고 있다는 것이다. 모든 치료가 보험처리된다는 안이한 생각에서 약물과용 등이 성행되고 국가예산에서 지불하는 의료비만 천문학적 수치로 늘어 의료망국이 되지 않을까 염려된다는 것이다. 그러면서 그는 환자가 진정으로 자기 병을 고치려면 하루빨리 약을 버리고 병원문을 떠나야 한다는 충고를 하였다.

나는 얼마 전에 일본 환경운동단체인 엔트로피학회가 주최하는 심포지엄에 강사로 초청되어 일본 환경청 간부들을 비롯한 환경문제를 다루는 권위 있는 자연과학자 300여 명의 전문가들이 모인 자리에서 '지구환경과 인간생명'이란 주제로 특별강연을 하였다. 나는 환경문제 전문가도 아닌데도 우연한 계기에서 파격적인 기회가 주어진 것이다.

나는 한국에서 자연건강운동을 하는 사람으로 자연식, 자연농법, 환경운동에 관심을 갖고 생명회복 운동을 위한 '한살림' 모임에 관여하고 있다. 한살림에서는 친환경 먹을거리와 생활용품 직거래를 기반으로 생산자의 생활과 소비자의 생명을 위하는 공동체를 실현하고 있다.

산업사회에서 암, 에이즈 같은 난치병이 격증하고 있는데 현대의학으로는 잘 낫지 않는 현대병이 오래전부터 전승된 동의부항 같은 자연요법으로 손쉽게 낫는 경우가 있다. 나는 그러한 방법들을 연구하여 시민건강운동을 전개하고 있다. 우리의 건강문제가 개인적인 차원에서 해결될 수 없는 매우 심각한 위기상황에 와 있다는 것을 실감하고 있다.

현재와 같이 지구환경이 원천적으로 오염되어 생태계가 병들고 있는 마당에 나 혼자서만 건강해질 수는 없는 것이다. 전체의 건강을 위해서는 자연을 회복시키는 노력을 인류가 공동으로 하지 않으면 안 된다.

여기에 내가 일본 엔트로피학회에서 강연한 내용을 요지만 간추려 소개하겠다.

• 생명의 본질은 더불어 사는 데 있다 •

서로 연대하여 돕고 협력하면서 작은 생명은 연합하여 더 큰 단위의 생명체를 이루며 더 큰 뿌리로 이어져 영속하는 것이 생명의 본체이다.

우리 생명은 조상으로부터 미래의 후손에 이르기까지 유전자정보(DNA)에 의해 연속되고 있으며 전 인류가 같은 동포이고 생태계가 모두 큰 생명의 뿌리에 연결되어 있다. 우주는 전일적인 하나의 생명체이고 우리는 모두 그 일부인 것이다.

이러한 생명관은 동양사상의 근거가 되어 왔는데 요즈음 지구를 하나의 살아있는 유기체로 파악하려는 '가이아 학설' 같은 서구의 신과학사상이 동양의 정신에 많이 접근해오고 있음은 고무적인 일이다. 생명의 세계에서 개체란 전체와의 관계를 떠나서 존재할 수 없다. 모든 생명은 상호보완 속에서 영속적인 하나의 큰 생명으로 이어지고 있는 것이다.

그런데 지금 현대 산업문명은 엄청난 산업폐기물을 양산하여 엔트로피치를 증대시켜 순환과 자정 작용의 고리를 차단했다. 결과적으로 지구자원을 고갈시켜 복원불능의 위기를 초래하여 생존불능의 질병이 늘고 있다.

자연이 파괴되고 있는데 물질만 풍요롭다고 해서 인간이 행복해질 수는 없다. 이른바 고소득을 자랑하는 선진국일수록 물신 숭배로 인한 계층간의 모순 갈등이 심화되고 범죄와 난치병이 격증하면서 인간성이 더욱 황폐화되고 있지 않은가.

현대의학의 암학설에 의하면 "암세포는 정상세포와 달리 전체와의 연대를 거부하면서 제멋대로 고유의 독립성과 자율성을 지니고 무분별하게 분열증식하여 전체를 붕괴하고 자신도 죽는 신생물"이라고 한다.

암에 대한 그러한 정의가 타당하다고 보는 것은 아니지만 이를 비유하자면 인간은 스스로 만물의 영장을 자처하면서 인류의 번영만을 추구하여 분열증식을 하여 60억이나 되는 인구가 지구표면에 넘치고 있다.

한편 다른 생물의 종은 서식조건이 악화되어 하루에도 수십 종이 멸종의 위기에 처해 있는데 이러한 호모 사피엔스의 작태야말로 생태계의 입장에서 보면 암세포와 같은 것이다. 국제사회에서는 미국이나 일본의 다국적 기업 등이 바로 그러한 암세포와 같은 존재가 되고 있다.

기업의 이윤확대를 위해선 수단과 방법을 가리지 않고 후진국의 경제를 예속하고 개발이란 미명 아래 원시림을 마구 파헤친다. 자기 나라에서 금지된 공해산업을 약한 나라에 상륙시키는 등의 행위가 만연하고 있다.

한국이나 일본사회에는 자신의 번영을 위해 이웃을 무자비하게 짓밟고 비대해진 자들이 돈과 권력을 쥐고 지배층이 되는 경우도 있는데 그러한 이기적인 기업가, 정치가 부류가 바로 이 시대의 암적 존재가 되고 있는 것이다.

산업사회는 인간 자체를 암화시키고 있는데 그 원인은 서양의 자연정복사상에 유래하고 있다. 강자 중심의 약육강식, 적자생존의 생존경쟁이론, 침략주의 식민지 지배원리는 모두 백인 중심의 육식문명의 가치관에서 출발한 것이다.

동양의 생명관은 강자 논리가 아닌 공생 원리에서 모든 미물까지도 더불어 약동하는 생명의 교향곡이 연주되는 하모니를 지향하는 것이다. 하나의 생명체 안에서는 개체의 아픔이 전체의 아픔이고 남의 아픔도 바로 내 아픔으로 느끼게 되는 것이다.

우리 몸에는 신경세포가 있는데 이는 신체 부위의 다른 체세포의 아픔까지도 자기의 아픔으로 느끼고 전체를 보살피는 역할을 끊임없이 하고 있다. 참된 인간의 사명은 지구 전체의 신경세포가 되어야 하는 것이다.

선진국에서 애완동물 한 마리를 키우는 비용으로 아프리카에서 굶주려 죽어가는 사람 20여 명을 먹일 수 있는데 자기만 배부르다고 남의 불행을 외면하는 졸부의 황폐한 심성이야말로 신경세포가 아닌 암세포의 특성을 지니고 있다. 이웃을 짓밟고 남의 불행을 오히려 쾌감으로 느끼는 족속이 인간의 암세포이다.

일본은 경제대국이 되어 고도기술에서는 서구를 앞지르고도 있는데 언제까지고 강자 중심의 정복사상의 논리에서 벗어나지 않으면 다시 이웃을 침략하는 군국주의로 되살아나게 될 것이다. 그러한 일본의 경제력이나 군사력은 세계평화나 인류의 복지에 기여하는 게 아니라 오히려 세계의 화근이 될 것이다.

일본이 동양의 정신으로 다시 돌아와 이웃과 더불어 사이좋게 사는 길을 찾게 되면 당신들은 축복을 받을 것이며 과거의 죄과에 대한 속죄도 될 것이다. 일본이 국제사회에서 암세포와 같은 존재가 되지 말고 새 시대를 여는 신경세포로 거듭나 주기를 진심으로 바랄 뿐이다.

앞으로의 세계는 동양정신이 주도하는 서로 돕고 더불어 사는 사회가 되어야 할 것이다. 약자의 권리를 소중히 챙겨주는 생명에 대한 각성이 없으면 인류의 장래는 희망이 없을 것이다. 우리 모두 개개인이 그러한 염원을 가지고 신경세포가 되겠다는 이미지를 마음속에 그리게 되면 세계는 그렇게 변모해갈 것이고 찬란한 미래가 열릴 것이다.

중 앙 생 활 사 Joongang Life Publishing Co.
중앙경제평론사 | 중앙에듀북스 Joongang Economy Publishing Co./Joongang Edubooks Publishing Co.

중앙생활사는 건강한 생활, 행복한 삶을 일군다는 신념 아래 설립된 건강 · 실용서 전문 출판사로서
치열한 생존경쟁에 심신이 지친 현대인에게 건강과 생활의 지혜를 주는 책을 발간하고 있습니다.

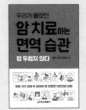

우리가 몰랐던 암 치료하는 면역 습관

초판 1쇄 인쇄 | 2022년 6월 17일
초판 1쇄 발행 | 2022년 6월 22일

지은이 | 기준성(JunSung Kee)
펴낸이 | 최점옥(JeomOg Choi)
펴낸곳 | 중앙생활사(Joongang Life Publishing Co.)

대   표 | 김용주
책임편집 | 용한솔
본문디자인 | 박근영

출력 | 영신사 종이 | 에이엔페이퍼 인쇄 · 제본 | 영신사

잘못된 책은 구입한 서점에서 교환해드립니다.
가격은 표지 뒷면에 있습니다.

ISBN 978-89-6141-294-0(03510)

등록 | 1999년 1월 16일 제2-2730호
주소 | ㉾ 04590 서울시 중구 다산로20길 5(신당4동 340-128) 중앙빌딩
전화 | (02)2253-4463(代) 팩스 | (02)2253-7988
홈페이지 | www.japub.co.kr 블로그 | http://blog.naver.com/japub
페이스북 | https://www.facebook.com/japub.co.kr 이메일 | japub@naver.com
♣ 중앙생활사는 중앙경제평론사 · 중앙에듀북스와 자매회사입니다.

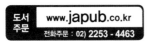

중앙생활사/중앙경제평론사/중앙에듀북스에서는 여러분의 소중한 원고를 기다리고 있습니다. 원고 투고는 이메일을
이용해주세요. 최선을 다해 독자들에게 사랑받는 양서로 만들어드리겠습니다. 이메일 | japub@naver.com